◇中医妇幼保健丛书◇

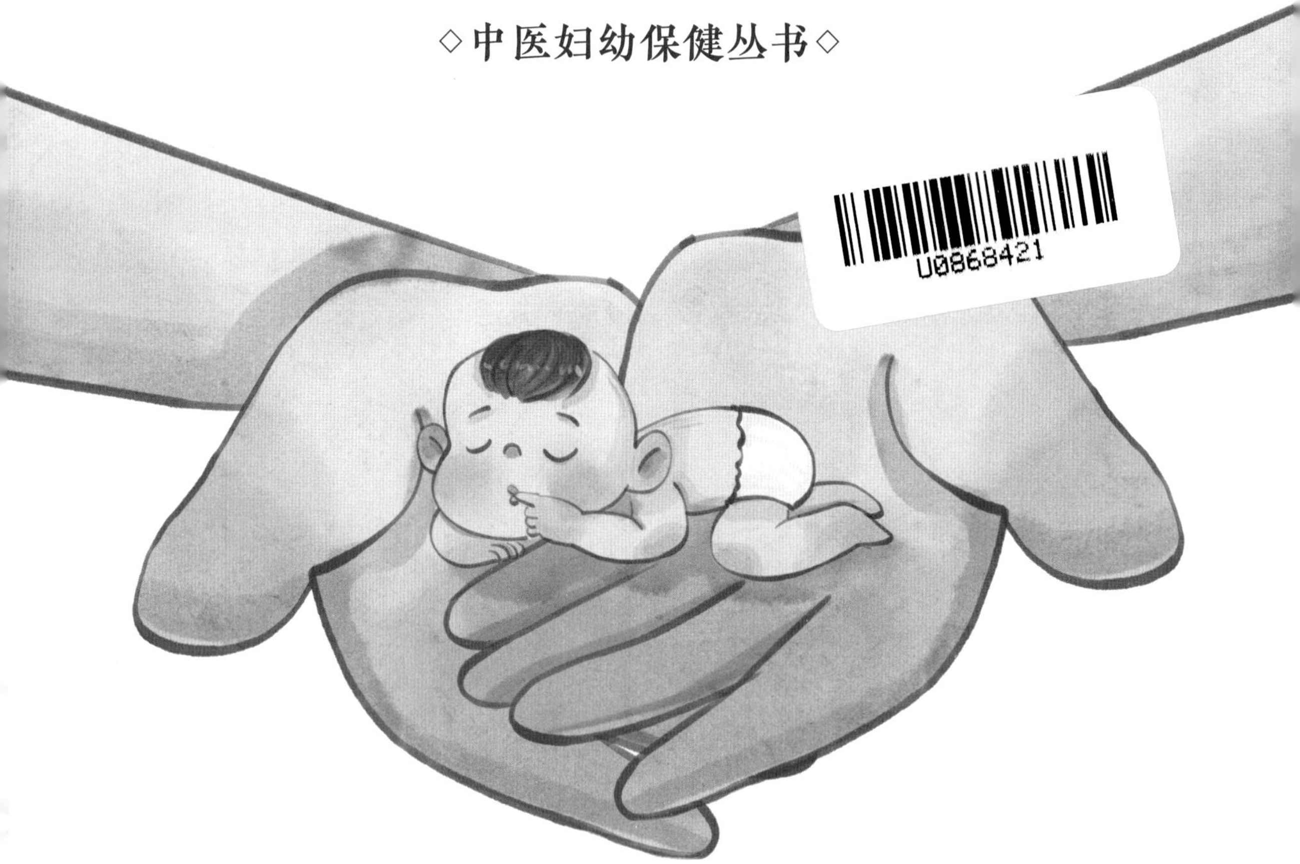

“手护”宝宝健康

小儿推拿一本通

主审 / 何桂娟

主编 / 裘秀月 杨永清

ZHEJIANG UNIVERSITY PRESS
浙江大学出版社
·杭州·

图书在版编目（CIP）数据

“手护”宝宝健康 ：小儿推拿一本通 / 裘秀月，杨永清主编. -- 杭州 ：浙江大学出版社，2025. 3.

（中医妇幼保健丛书）. -- ISBN 978-7-308-25989-7

Ⅰ. R244.15

中国国家版本馆 CIP 数据核字第 20251HD585 号

“手护”宝宝健康——小儿推拿一本通

裘秀月　杨永清　主编

责任编辑　殷晓彤
责任校对　张凌静
封面设计　春天书装
出版发行　浙江大学出版社
（杭州市天目山路 148 号　邮政编码 310007）
（网址：http://www.zjupress.com）
排　　版　浙江大千时代文化传媒有限公司
印　　刷　浙江省邮电印刷股份有限公司
开　　本　787mm×1092mm　1/16
印　　张　10.5
字　　数　183 千
版 印 次　2025 年 3 月第 1 版　2025 年 3 月第 1 次印刷
书　　号　ISBN 978-7-308-25989-7
定　　价　58.00 元

《“手护”宝宝健康——小儿推拿一本通》编委会

主　审　何桂娟

主　编　裘秀月　杨永清

副主编　勇入琳　肖雯晖　黄双英

编　委　陈远青　矫金玲　徐诗辉　方　针
　　　　方晓莉　沈玲明　沈宋炎　楼数慧

前　言

推拿学作为祖国医学的一个重要组成部分，以其独特的理论体系和实用有效的治疗方法，深受广大人民群众的喜爱和信赖，而小儿推拿在此领域独树一帜，以其对儿童生长发育的积极影响和对小儿常见病症的有效治疗，赢得了家长们的广泛好评。《“手护”宝宝健康——小儿推拿一本通》的编写出版旨在为广大医护人员、小儿家长和关心儿童健康的读者提供一本全面、实用的小儿推拿指南。本书以基本理论、基本知识和基本技能为基础，深入浅出地解析了小儿身体各个生长阶段的生理病理特点，教会读者如何诊察小儿的异常，并通过推拿这一自然、无害的方法，为孩子的健康成长保驾护航。

本书详细介绍了68个小儿常用穴位，分析每个穴位的定位、功效主治、理疗方法。读者可以在人体骨骼图上精确定位上述穴位，也可根据演示图对照操作。此外，本书还列举了儿童常见病的对应推拿方法和小儿日常保健理疗方法，内容丰富详细，讲解精彩实用，图解清楚细致，让读者一目了然，轻松学会。

感谢浙江三合企业管理咨询有限公司的支持和资助，感谢所有为本书编写付出努力的同仁们，是你们的辛勤工作，才使得本书能够呈现在广大读者面前。同时感谢广大读者对本书的信任和支持，你们的满意和认可，是我们最大的动力。

限于时间和水平，书中难免存在不妥或疏漏之处，敬请读者在使用过程中提出宝贵意见。愿《“手护”宝宝健康——小儿推拿一本通》成为医护人员的得力助手，家长的育儿宝典，为孩子们的健康作出贡献！

编委会

2024年10月

目　录

第一章 小儿推拿概况

小儿推拿是一种基于祖国传统医学整体观念的治疗方法，以阴阳五行、脏腑经络等学说为理论指导，通过运用各种手法刺激穴位，使经络通畅、气血流通，从而达到调摄脏腑功能、治病保健的目的。

小儿推拿学是在中医基础理论和相关临床理论指导下，根据小儿的生理、病理特点，研究在其体表特定穴位或部位施以手法，以防治疾病、助长益智的一种外治疗法，是一门独具特色的中医临床学科。

小儿推拿疗法有数千年历史，它是中医推拿学科的重要组成部分，是随着儿科学理论体系的建立和推拿临床的广泛应用而逐渐形成的，是广大劳动人民和医务工作者长期实践所积累的丰富经验总结。这种治疗方法极为简便，治疗某些病症疗效确切。其以手法对小儿病症进行防治，用手在小儿体表的穴位或其他部位施加物理性刺激，这种刺激能激发小儿机体自身的调节功能，纠正经络偏差，扶正祛邪，调节小儿的脏腑功能，增强机体的抗病能力，以达到防病治病的目的。此疗法适用年龄范围大，下至初生数月，上可至十余岁，且不仅适用于临床，也适用于家庭保健，对儿童生长发育和健康大有裨益。

早在马王堆出土的西汉医学帛书《五十二病方》中就有推拿按摩治疗“婴儿病痫”“婴儿瘛”“瘙”的记载，在《黄帝内经》中也有不少按摩治疗儿科病症的记述。至明代，《小儿按摩经》的问世标志着小儿推拿形成了较为完整的理论体系。之后陆续出现《小儿推拿方脉活婴秘旨全书》《小儿推拿秘诀》《小儿推拿广意》《幼科推拿秘书》《厘正按摩要术》《幼科铁镜》等小儿推拿专著，进一步完善了小儿推拿的理论体系。由于历代医家的理解和传承不同，对小儿推拿的穴位、手法、操作方法逐渐产生不同的认识和理解，从而形成了当代小儿推拿的不同流派。目前发展较为完善、影响范围较广的主要有山东地区的三大流派，包括李德修三字经推拿流派、张汉臣推拿流派、孙重三儿科推拿流派，上海地区的金义成海派儿科推拿流派，湖南地区的刘开运儿科推拿流派，北京地区的冯泉福小儿捏脊流派等。本书取各家流派之所长,介绍应对小儿不同疾患疗效显著的推拿手法。读者可综合学习并运用到临床及保健中。

另外,小儿推拿作为推拿学的一部分,普遍运用于临床。历代医家在长期的临床实践中,编写了大量的著作。为便于应用及记忆,很多推拿方法以歌赋形式表述,内容朴实,朗朗上口,便于记诵。本书摘录了部分常用歌诀于附录中,有专究诊断的,有长于治法的,亦有合用简易的汤药等,供读者学习参考,既可用于临床诊治,也可用于家庭小儿保健。

第一节　小儿推拿的作用和特点

小儿推拿适应范围广,涉及小儿内、外、五官、神经等各种类别疾病的防治,并可在急症、重症抢救中发挥一定的作用。它以中医基础理论为指导,将传统的"理、法、方、药"转变为"理、法、方、推",以机械力刺激调整小儿生理病理状态,调和脏腑、经络及筋骨之间的联系,使小儿脏腑功能得以恢复或充盈,从而发挥治疗或保健作用。

一、小儿推拿的作用

小儿推拿的作用主要有以下几个方面。

(一)疏通经络

经络包括经脉、络脉、经筋和皮部,是运行全身气血、联系脏腑肢节、沟通上下内外的道路,具有行血气而营阴阳、濡筋骨、利关节之功能。经络不通,气血不调,外则皮、肉、筋、脉、骨失养不用,内则五脏不荣、六腑不运,而百病生。小儿推拿通过手法,以力的形式作用于体表的特定部位或穴位,可疏通机体局部经络,调节相应的气血运行。

(二)调和气血

气血是构成人体和维持人体生命活动的基本物质,是脏腑、经络、组织和器官进行生理活动的物质基础,气血调和是促进小儿生长发育的前提和保障。临床研究表明,小儿推拿可以通过促进气血的生成、气机的调畅,达到调和气血、防治疾病的目的。其一,手法以力的形式作用于脾经、胃经,可通过激发经脉之经气,促进脾胃功能运化而化生气血;其二,手法对体表穴位的刺激可直接推动气血的运行,手法产生的温热效应可加速气血的流动,起到调畅气机的作用;其三,手法可通过疏通经络加强疏泄功能,促进气机的调畅。

（三）松肌顺筋

筋是指与骨和关节相连的经筋组织，包括解剖学中的肌肉、肌腱、筋膜、腱鞘等组织。小儿肌肉、筋脉等处于发育不全的状态，易因胎位不正、姿势不良或用力不当等发生经筋组织的损伤，如小儿肌性斜颈、脊柱侧弯综合征等。推拿手法直接作用于损伤局部，可疏通经络，促进气血运行，进而祛瘀消肿、松解肌群，达到促进损伤修复的作用。

（四）理筋整复

小儿在生长发育过程中，骨骼、关节发育不全，易因先天胎位不正或后天的外力因素等发生骨骼和关节的损伤，如小儿尖足畸形、小儿桡骨小头半脱位等。推拿手法直接作用于局部，通过力的形式刺激局部组织，纠正筋出槽、骨错缝，达到理筋整复的目的。

（五）补虚泻实

虚主要指正气不足，无力抵抗邪气；实主要指邪气与正气相争，邪气盛实。虚与实反映病变过程中人体正气和致病邪气的盛衰变化及力量对比。儿科病证具有易虚易实的病理特点，虚实之间又往往以实证居多。补乃补正气之不足，凡能补助气、血、津、液等人体基本物质和增强人体功能的治疗方法，均谓之补；泻则泻邪气之有余，凡能祛除邪气和抑制邪气亢盛的治疗方法，即谓之泻。推拿手法补泻的特点是没有补药或泻药进入人体，但通过手法对机体特定部位或穴位进行不同方式的刺激，调动实处之气机往虚处，使虚实相得，阴阳平衡，从而达到补虚泻实之作用。

（六）调整脏腑

脏腑包括五脏、六腑和奇恒之腑，具有受纳排浊、化生气血的功能，是通调经络、主持人体生命活动的主要器官。小儿形气未充，脏腑功能先天发育未全，加之后天失养，或感受外邪，易导致脏腑功能失调，使受纳有限，化生无源，排浊困难。“有诸内，必形诸外”，脏腑功能失调通过经络反映于外，临床常出现厌食、腹胀、腹痛、咳嗽、便秘或腹泻等症状。推拿通过手法对特定部位或穴位进行不同方式的刺激，达到对脏腑功能的双向调节作用，补其不足，泻其有余，进而使机体达到“阴平阳秘，精神乃治”的健康状态。

二、小儿推拿的特点

小儿推拿主要运用各种手法刺激全身各处的穴位，使经络通畅、气血流通，从而达到调整脏腑功能、治病保健的目的。其特点包括以下方面。

（一）疗效显著

小儿为稚阳之体，形气未充。合理选用小儿推拿手法，通过对机体进行不同方式的刺激，随拨随应，起到扶正祛邪、补虚泻实的作用，可治疗内、外、五官、神经、骨伤科等多种病症，尤其对呼吸系统和消化系统的常见病和多发病具有较好的临床疗效。此外，对小儿某些慢性疾病及疑难病症也具有独到的治疗效果。

（二）简便自然

小儿推拿治疗疾病，不需要复杂的设备，不用口服或输注药物，仅仅依靠双手操作，即可达到治疗目的，因而不会带来药物的副作用，也没有应用针药的恐惧感，绿色自然，因此易于为小儿及其家长所接受。

（三）理、法、方、推相结合

小儿推拿在中医基础理论的指导下，强调治病求本、扶正祛邪、调和阴阳、三因制宜，合理使用汗、清、温、消等治法，拟定具体推拿处方，按照手法要求及顺序进行诊治。

第二节　小儿推拿注意事项

小儿推拿是通过按摩特定穴位和经络来调节和治疗小儿疾病的方法。在进行小儿推拿时，需要注意以下事项。

一、环境

治疗室宜避风、安静，室内保持干净整洁，温度和湿度适宜，空气流通。推拿后要注意保暖，避风寒，多饮暖水，忌食生冷。

二、态度

医者应态度和蔼，语言亲切，双手干净卫生，且保持温暖、柔软和光滑；经常修剪指甲，不可佩戴戒指、手镯等饰品，以免损伤患儿肌肤。

三、体位

医者的体位和患儿的体位均需选择恰当。一方面，对医者而言，应选择既能保持体力，不易疲劳，又便于与患儿交流和进行手法操作的体位，可选择床旁坐位、头侧高坐位或患儿右侧站位等。另一方面，患儿的体位以患儿感觉自然舒适，能保持较长时间，且便于手法操作为宜，可选择父母抱坐位、仰卧位或俯卧位等。小儿过分哭闹时，应尽量用玩具、图书、音乐等安抚其情绪，或者适当变换体位，以使其愉快、舒适为佳。

四、时间

推拿时间应根据患儿年龄大小、病情轻重、体质强弱及手法的特点而定，一般不超过20分钟，亦可根据病情灵活调整。通常每日治疗1次，高热等急性病可每日治疗2次。

五、推拿介质

小儿肌肤娇嫩，推拿操作中需配合适宜的推拿介质。一方面，适宜的介质可以保护小儿皮肤，避免擦破皮肤，提高患儿及家长的依从性；另一方面，适宜的介质可借助手法，促进透皮吸收，起到推拿手法和介质的协同增效作用，提高治疗效果。临床常用滑石粉、爽身粉、葱姜水、婴儿油、鸡蛋清等作为小儿推拿介质。

六、禁忌证

虽然小儿推拿操作安全，运用广泛，但也有禁忌证。

(1)各种皮肤病患处，如局部皮肤破损(发生烧伤、烫伤、擦伤、裂伤等)、炎症、疔疮、疖肿、脓肿、不明肿块，以及有伤口瘢痕等。

(2)有明显的感染性疾病，如骨结核、骨髓炎、蜂窝织炎、丹毒等。

(3)有急性传染病，如猩红热、水痘、病毒性肝炎、肺结核、梅毒等。

(4)有出血倾向的疾病，如血小板减少性紫癜、白血病、血友病、再生障碍性贫血、过敏性紫癜等，以及正在出血和内出血的部位禁用推拿手法，因手法刺激后可导致再出血或加重出血。

(5)骨与关节结核和化脓性关节炎局部，以及局部可能存在肿瘤、外伤、骨折、关节脱位等不明疾病，应避免推拿。

(6)有严重的心、肺、肝、肾等脏器疾病。

(7)有严重症状而诊断不明确者慎用。

以上禁忌证多指某些不适宜采用推拿疗法的小儿病证。在小儿推拿的适应证治疗时，同样要注意手法的力度、方向等，如果应用不当，也会导致一些意外和危险，所以要求推拿及保健医师熟悉小儿的相关解剖和病理知识，熟练掌握小儿推拿手法技巧，保证小儿推拿的安全性和有效性。

第二章　小儿生理病理特点

生长和发育是小儿不同于成人的重要特点。无论在形体、生理，还是在病因、病机等方面，都与成人有着明显的不同，因此不能将小儿的生理、病理简单等同于成人的“缩影”。

第一节　小儿中医生理病理特点

从古至今，中医对小儿生理、病理的论述较多，其生理特点主要为脏腑娇嫩，形气未充；生机勃勃，发育迅速。其病理特点主要为发病容易，传变迅速；脏气清灵，易趋康复。正确认识并掌握小儿的生理病理特点，有助于指导小儿健康保健和疾病防治。

一、生理特点

小儿从出生到成年，一直都处于生长发育的过程中，在形体、生理等方面，有其自身的特点和规律。了解儿童的生理特点，有助于掌握小儿的生长发育规律、指导儿童健康保健和疾病诊疗等。

（一）脏腑娇嫩，形气未充

脏腑即五脏六腑；娇嫩指小儿发育不成熟、不完善；形指机体的形态结构，如脏腑经络、四肢百骸、精津血液等；气指人体无形而运动不息的生理功能，如人体根本的元气、营养血脉的营气和保卫人体的卫气等。脏腑娇嫩，形气未充，是对小儿处于生长发育阶段、机体的脏腑形态结构尚未成熟、生理功能尚未健全现象的高度概括。

关于小儿的生理特点，最早可见于《灵枢·顺逆肥瘦》：“婴儿者，其肉脆、血少、气弱。”隋代《诸病源候论·小儿杂病诸候·养小儿候》亦提出：“小儿脏腑之气软弱。”北宋《小儿药证直诀·变蒸》进一步总结小儿“五脏六腑成而未全……全而未壮”。阎孝忠所著的该书《原序》亦形容小儿特点为“骨气未成，形声未正”。南宋陈文中在《小儿病源方论·养子十法》中提出“小儿一周之内，皮毛、肌肉、筋骨、髓脑、五脏、六腑、荣卫、气血，皆未坚固”，并以“草木茸芽之状，未经寒暑，娇嫩软弱”形容婴孩。明代万密斋在《育婴家秘·发微赋》中指出，小儿“血气未充……肠胃脆薄……神气怯弱”。以上历代医家的论述充分指出小儿，尤其是婴幼儿，虽然其赖以生存的物质结构已经形成，但是机体尚未充实和坚固；虽然其生理功能活动已经开始运转，但是功能尚未成熟。

此外，脏腑娇嫩还体现在，面对小儿旺盛的生长发育需求，小儿的脏腑功能显得相对不足，其中尤以肺、脾、肾三脏为突出。肺主一身之气，脾为后天之本，肾为先天之本，三脏关系密切。肾主藏精，内藏元精、元气，促进机体生长发育。小儿出生后，先天禀赋肾气稚嫩，需得后天脾胃运化精微以充养，方能不断补充和化生。《素问·上古天真论》将女子、男子分别以七年、八年为单位，描述女子二七、男子二八前，肾气从稚嫩到充盛的过程，而小儿出生之时，脾胃运化弱，需在肾气温煦下，逐步健旺。同样，肾主脏腑气化，脾为气血生化之源，而新生儿肺脏稚嫩，需先天元气温煦及后天精微滋养，才能逐渐健全主气功能。

清代医家吴鞠通则从阴阳学说出发，提出了小儿稚阴稚阳理论，认为小儿的脏腑娇嫩、形气未充，是由于“稚阳未充，稚阴未长者也”。“稚”，即幼小、幼稚。“阴”，指代精、血、津液，以及脏腑、筋骨、脑髓、血脉、肌肤等有形之物。“阳”，指代体内各种无形的生理功能活动。如《温病条辨·解儿难》所述：“男子……十六而精通，可以有子；三八二十四岁真牙生而精足，筋骨坚强，可以任事，盖阴气长而阳亦充矣。女子……十四而天癸至，三七二十一岁而真牙生，阴始足，阴足而阳充也。”稚阴稚阳理论进一步说明儿童时期，无论是物质基础还是生理功能，都是幼稚且待完善的。

（二）生机蓬勃，发育迅速

生机，指生命力、活力。生机蓬勃，发育迅速，即在生长发育期间，小儿在形态结构以及各种生理活动方面，都呈现出极迅速、有活力、不断向成熟方向发展的特点。年龄越小，这种发育的速度越快，并且具有一定的规律。

我国现存最早的儿科著作《颅囟经》提到：“凡孩子三岁以下，呼为纯阳，元气未散。”将小儿生机蓬勃、发育迅速的生理特点概括为“纯阳”。“纯”，指小儿先天所禀之元阴元阳尚未耗散。“阳”，指小儿的生长发育如旭日初升、草木方萌，呈现蒸蒸日上、欣欣向荣之态。此外，历代医家对“纯阳”亦有不同的理解。

(1)认为小儿有阳无阴，或者阳盛阴微。《育婴家秘·鞠养以慎其疾四》：“小儿纯阳之气，嫌于无阴。"《小儿药证直诀·四库全书目录提要》："小儿纯阳，无烦益火。"例如，将一两岁以内小儿睡眠中头部微汗归纳为纯阳造成的阳气蒸腾，但这种观点显然违背了中医关于阴阳互根互生的动态平衡学说。《素问·生气通天论》："阴阳离决，精气乃绝。"王冰注《素问·生气通天论》："阳气根于阴，阴气根于阳，无阴则阳无以生，无阳则阴无以化。"

(2)从病理角度解释为小儿患病后多从阳化，易化热化火。《宣明论方·小儿门》："大概小儿病者，纯阳多热，冷少。"《临证指南医案·幼科要略》："按襁褓小儿，体属纯阳，所患热病最多。"但临床观察小儿疾病寒化者亦甚多，如新生儿寒冷损伤综合征，以及小儿危症中表现为虚寒证者较多。因此，当代医家多遵循《颅囟经·脉法》原文的理解。

"稚阴稚阳"和"纯阳"理论概括了小儿生理特点的两个方面。"稚阴稚阳"指出小儿脏腑柔弱，阴阳二气功能幼稚、不足；"纯阳"指出小儿生长发育过程中充满生机，发育迅速。两者相互补充，相得益彰。

二、病理特点

因为小儿和成人具有不同的生理特点，因此在病因、病机等方面，小儿与成年人亦不同。小儿病理特点主要表现在两个方面：一是发病容易，传变迅速；二是脏气轻灵，易趋康复。年龄越小，病理特点也越明显。

(一)发病容易，传变迅速

小儿发病容易、传变迅速的病理特点由其稚阴稚阳的生理特点所决定。《温病条辨·解儿难·儿科总论》云："脏腑薄，藩篱疏，易于传变；肌肤嫩，神气怯，易于感触。"由于小儿脏腑娇嫩，形气未充，结构和功能均未完善，对病邪抵抗力较成人低下，应激状态下脏器代偿潜力较成人弱小，所以易于感受外邪，或为饮食、药物所伤，且一旦发病，病情较成人多变而传变迅速。

小儿易于发病，儿科常见病、多发病中，除特有的与先天禀赋及胎产疾病相关的病症外，尤其表现在易于患时行疾病和肺脾肾三系疾病。

小儿形气未充，抵御外邪能力低下，易被疫气时邪侵袭发病。邪从口鼻而入，侵袭肺卫，发为麻疹、水痘、痄腮、丹痧、手足口病等传染病；邪从口入，脾胃受邪，导致病毒性肠炎、痢疾、肝炎等疾病。且传染病一旦发生，很容易在儿童中相互传播，造成流行。

肺系疾病是儿科发病率最高的一类疾病。小儿肺脏娇嫩不足，卫外功能未完善。生理表现为呼吸道短而狭窄，黏膜柔嫩，血管丰富，纤毛运动差，日常呼吸较促、息数不匀。加之小儿寒热不能自调、家长养护常有不当，故外感诸因，不论从口鼻或皮毛而入，均可客犯肺系而发病，如感冒、喉痹、肺炎喘嗽等。

脾系疾病是目前儿科临床发病率占第二位的疾病。小儿生长发育旺盛，需要充足的水谷精微，因此脾胃运化水谷的负荷重。然而，小儿脾胃发育未臻完善，运化功能未健全，解剖上可表现为消化腺发育低，腺体分泌少，消化道肌层不发达，消化酶活性弱。加之小儿饮食不知自节，某些家长喂养不当，冷暖不能自调、疾病用药不当等原因，易于损伤脾胃，出现呕吐、泄泻、疳积等。

肾系疾病亦为小儿常见病。肾为先天之本，肾藏精，精生髓，髓居骨中以养骨。因此，小儿骨骼、脑髓、头发、耳、牙齿等的生长发育均取决于肾精及肾气的盛衰。临床上常见小儿肾精失充、骨骼改变的疾病，如五迟、五软、解颅、遗尿、脑发育不全等。

小儿发病后，传变迅速，主要表现在寒热虚实等病性之间的迅速转化。《小儿药证直诀·原序》曰："脏腑柔弱，易虚易实，易寒易热。"

虚实，是指机体正气强弱与疾病邪气的相对盛衰。"邪气盛则实，精气夺则虚。"因小儿阴阳、脏腑、气血稚嫩，但生机蓬勃，所以邪气易于客犯且易形成正胜邪实的抗争之态，起病后也会因其稚嫩而易出现正气耗伤，从而呈现虚证。通常情况下，虚实并存且形式多端。如小儿泄泻，初期多为外感邪气或内伤乳食，呈实证表现，但若失治误治，则可迅速出现津液耗伤而导致脱水。又如，小儿感冒常可夹惊、夹滞、夹痰呈实证，但若发汗不当，则易形成肺卫气虚。

寒热，是指两种不同性质的疾病证候属性。因小儿"稚阴未长"，邪热又易伤阴，因此病后易从热化，出现邪热炽盛的实热证和阴虚阳亢的虚热证。比如小儿感受风寒时，若不能及时疏散，可迅速郁而化热，出现急性乳蛾、高热惊厥等实热症状。又因"稚阳未充"，易遭损伤，故小儿易于外感寒邪、内伤生冷，或素体虚寒者，易于寒从内生等。

传变迅速的病理特点除了在病性转化中有所体现外，还可体现在表里、经络、脏腑等病位的扩大和传变等方面。

1. 表里传变　小儿外感时邪，卫气营血传变极为迅速。例如猩红热，邪在卫分的时间极短，迅速入气出现高热，或者起病即卫气同病，多在24小时内迅速转入营血分，出现全身弥漫性红疹，少数可由卫分直迫营血，逆传心包，内陷肝经，出现心悸、痹证、水肿等危急重症。

2. 经络脏腑传变　痄腮发于少阳，腮部呈漫肿疼痛，又易传至厥阴，出现睾丸、少腹疼痛。

3. 一脏累及他脏　小儿患病常同时累及多个脏器，如风邪外袭肺卫，子病及母，常伴随脾失运化、乳食停滞，出现腹部胀满、呕吐、腹泻等积滞之象，且较成人更易出现心阳虚衰(病毒性心肌炎)，或引动肝风(病毒性脑炎)等症状。

(二)脏气清灵，易趋康复

虽然与成人相比，小儿易被病邪所伤，且病情易于传变、加重，但是依据其纯阳的生理特点，其病情的恢复及治愈的可能性也要比成人为大。正如《景岳全书·小儿则》所说：“第人谓其难，谓其难辨也；余谓其易，谓其易治也。”

小儿易趋康复主要有以下三种原因：①小儿处于生长发育期，生机蓬勃，脏气轻灵，机体再修复能力强。②小儿的病因相对单纯，受七情影响较少，且少痼疾顽症。③小儿疾病以外感邪气和内伤饮食多见，且治疗方法众多，对药物、推拿等治疗反应较敏感。

《景岳全书·小儿则》：“其脏气清灵，随拨随应，但能确得其本而撮取之，则一药可愈，非若男妇损伤、积痼痴顽者之比。”因此，只要掌握小儿发病后易于传变的规律和易趋康复的特点，掌握其表里寒热和整体观念的辨证法则，就能随拨随应。反之，则失之毫厘，谬以千里，正气易衰，邪气益盛，危殆立至，或可留终身残疾。

三、五脏特点

小儿五脏六腑的形气不足，随年龄的增长，日臻完善和成熟。明代医家系统总结前人理论及自身长期的临床经验后，提出了“三不足，二有余”的小儿五脏特点。其中“三不足”为肺、脾、肾常不足；“二有余”为心、肝常有余者。

(一)三不足

肺常不足。肺为娇脏，“难调而易伤也”，其主一身之气，开窍于鼻，司呼吸，外合皮毛。小儿肺脏娇嫩，卫外功能不足，寒冷不知自调，对气候变化的适应能力以及外邪侵袭后的抵抗力较差。《小儿药证直诀·五脏所主》：“肺主喘，实则闷乱喘促，有饮水者，有不饮水者；虚则哽气，长出气。”

脾常不足。“不足者，乃谷气之自然不足也。”小儿脾脏结构和功能尚未健全，解剖上可表现为消化腺发育低，腺体分泌少，消化道肌层不发达，消化酶活性弱。然脾主运化，“中央土以灌四旁”，在体合肉，主四肢。因此其余四脏、肢体及肌肉皆有赖于脾传输精微以濡养。小儿处于快速生长发育期，因此脾胃运化常稍显不足，喂养不当、饮食不洁、不知节制则肠胃易伤。正如《婴童百问·呕证吐乳证》所述：“胃中纳乳，如器之盛物，杯卮之小，不可容巨碗之物，雨骤则沼溢，酒暴则卮翻，理之必然。”

肾常不足。这是针对小儿“气血未充、肾气未固”而言。小儿禀承父母先天之精有限，需后天濡养，方能从稚嫩到充盛。然肾主藏精，主促进机体生长发育、生殖功能成熟，主温煦、推动五脏六腑气化活动，主身之骨髓。若肾精、肾气不足，则可出现小儿囟门迟闭、生长发育不良、五迟（立迟、语迟、行迟、发迟、齿迟）、五软（头软、项软、手足软、肌肉软、口软）等病症。

（二）二有余

“有余”是指自然之气生长有余，而不是指正邪之虚实。

心常有余。心主藏神。由于小儿初生，知觉未开，见闻易动，易喜易怒易惊。心在五行属火，恶热，若外感诸邪入心入肝，化热生风，风火相煽，可见壮热不退，抽搐不已，甚至伤津劫液，逆传内陷生变，火性炎上，往往可见舌破生疮。《小儿药证直诀・五脏所主》：“心主惊。实则叫哭发热，饮水而搐，虚则卧而悸动不安。”

肝常有余。肝在五行属木，为阴中之阳，与自然界春气相通。小儿生长发育迅速，与肝主升发之气的旺盛相符合。正如《育婴秘诀》所述：“盖肝乃所谓少阳之气，人之出生，如木之方萌，乃少阳生长之气，以渐而壮，故有余也。”且肝气升发，小儿受邪后易从阳化火，引动肝风，发为抽搐等。

小儿五脏娇嫩，但各有所司，彼此协调，共同维持生长发育的需求。掌握小儿的五脏特点，有助于儿童保健、辨证施治及把握疾病转归情况。

第二节　小儿生长发育各年龄段特点

儿童生命活动的开始，起于阴阳两精相搏交互而形成的胚胎。小儿生长发育是一个连续不断的动态过程，不应人为割裂地认识。为了更好地针对儿童做好保健工作，历代医家根据小儿不同时期的形体精神、生长发育、生理病理等特点，结合临床需求，对儿童年龄段进行分期。《灵枢・卫气失常》最早提出：“十八已（以）上为少，六岁已（以）上为小。”《小儿卫生总微论方・大小论》认为：“当以十四岁以下为小儿治。”《寿世保元》更把儿童细分为婴儿、孩儿、小儿、龆龀、童子、稚子等。现代将18岁以内定为儿科就诊范围，并根据各阶段特点将小儿按年龄分为胎儿期（受精卵形成至出生）、新生儿期（娩出脐带结扎至28天）、婴儿期（出生至1周岁）、幼儿期（1～3周岁）、学龄前期（3周岁至6～7周岁进入小学前）、学龄期（入小学始至青春期前）、青春期。

一、发育常数

(一)体格生长

对小儿体格生长状况历代医家皆有观察记录,但缺乏测量数据。现代通过大规模有组织的实际测量和医学统计,得出小儿体格生长的各项指标,作为生理常数来衡量儿童生长发育水平,并为疾病诊断及临床治疗用药提供依据。常用的生理指标有以下八种。

1. 体重　体重是机体各器官、系统及体液的总和。测量体重应在清晨空腹、排空大小便、仅穿单衣的状况下进行。

小儿体重的增长不是匀速的,随着年龄的增加,儿童体重的增长逐渐减慢。出生时体重约为 3.25kg,出生后前半年平均每月增长约 0.7kg,后半年平均每月增长约 0.5kg,1 周岁以后平均每年增加约 2kg。临床可用以下公式推算小儿体重:

3～12 个月体重(kg)=(月龄+9)/2

1～6 岁体重(kg)=8+年龄×2

7～12 岁体重(kg)=(年龄×7－5)/2

体重测定可以反映小儿体格生长状况和衡量小儿营养情况,并用作临床用药的主要依据。体重增长过快常见于肥胖症者,体重明显低下常见于疳证者。

2. 身高(长)　身高是指头部、脊柱与下肢长度的总和。一般 3 岁以下小儿正立位测量不易时,应取卧位测量,即身长。立位与仰卧位测量值相差 1～2cm。测量身高时,应脱去鞋袜,摘帽,取立正姿势,枕、背、臀、足跟均紧贴测量尺。

出生时身长约为 50cm,出生后第一年身长增长最快,约 25cm,其中前 3 个月约增长 12cm。第二年身长增长速度减慢,约 10cm。2 周岁后至青春期身高(长)增长平稳,每年约 7cm。进入青春期,身高增长出现第二个高峰,其增长速率约为学龄期的 2 倍,持续 2～3 年。

临床可用以下公式推算 2 岁后至 12 岁儿童的身高:

身高(cm)=70+7×年龄

身高(长)增长与种族、遗传、内分泌、营养、运动、疾病等因素有关,身高的显著异常是疾病的表现,如身高低于正常均值的 70%,应考虑侏儒症、呆小病、营养不良等。

此外,还有上部量和下部量的测定。以头顶至耻骨联合上缘的长度为上部量,从耻骨联合上缘至足底的长度为下部量。上部量与脊柱增长关系密切,下部量与下肢长骨的生长关系密切。12 岁前上部量大于下部量，12 岁以后下部量大于上部量。

3. 囟门　囟门有前囟、后囟之分。前囟是额骨和顶骨之间的菱形间隙，后囟是顶骨和枕骨之间的三角形间隙。前囟的大小是指囟门对边中点间的连线距离。前囟应在小儿出生后的 12～18 个月闭合，后囟有部分小儿出生时就已闭合，未闭合者正常情况下应于出生后 2～4 个月内闭合。

囟门反映小儿颅骨间隙闭合情况，对某些疾病诊断有一定意义。囟门早闭且头围明显小于正常者，为小头畸形；囟门迟闭及头围大于正常者，常见于解颅（脑积水）、佝偻病等。囟门凹陷多见于腹泻病或反复高热阴伤液竭之失水；囟门凸出多见于热炽气营之脑炎、脑膜炎等。

4. 头围　双眉弓上缘处，经过枕骨结节，绕头一周的长度为头围。

足月儿出生时头围为 33～34cm，出生后前 3 个月和后 9 个月各增长 6cm，1 周岁时约为 46cm，2 周岁时约为 48cm，5 周岁时约增长至 50cm，15 岁时接近成人，为 54～58cm。

头围的大小与脑的发育有关。头围小者提示脑发育不良，头围增长过速常提示解颅。

5. 胸围　胸围的大小与肺和胸廓的发育有关。测量胸围时，3 岁以下小儿可取立位或卧位，3 岁及以上取立位。被测者处于安静状态，双手自然下垂或平放（卧位时），双目平视。测量者立于被测者右前侧，用软尺由乳头自背后绕肩胛角下缘 1 周，取呼气和吸气时的平均值。测量时软尺应松紧适中，前后左右对称。

初生儿的胸围约 32cm，1 岁时约 44cm，接近头围，2 岁后胸围渐大于头围。一般营养不良或缺少锻炼的小儿胸廓发育差，胸围超过头围的时间较晚；反之，营养状况良好的儿童，胸围超过头围的时间则提前。

6. 牙齿　人一生有两副牙齿，即乳牙（20 颗）和恒牙（32 颗）。出生后 4～10 个月乳牙开始萌出，12 个月后未萌出者为乳牙萌出延迟。出牙顺序是先下后上、自前向后依次萌出，唯尖牙例外。乳牙在 2～2.5 岁出齐。出牙时间推迟或出牙顺序混乱，常见于佝偻病、呆小病、营养不良等。6 岁左右开始萌出第 1 颗恒牙，即第一恒磨牙，它长在第二乳磨牙之后；自 7～8 岁开始，乳牙开始脱落换恒牙，换牙顺序与出牙顺序大致相同。其中第一、第二双尖牙，代替第一、第二乳磨牙；12 周岁萌出第二恒磨牙；第三恒磨牙（智牙）一般在 18 岁时萌出，也有终生不出者。

2 岁以内乳牙颗数可用以下公式推算：

乳牙数＝月龄－4(或 6)

7. 呼吸、脉搏　呼吸、脉搏的检测应在小儿安静时进行。对于小儿呼吸频率，可通过观察其腹部起伏状况或肺部听诊来检测。对于小儿脉搏，可通过寸口脉切诊或心脏听诊来检测。各年龄组小儿呼吸、脉搏的正常值见表 2-1。

表 2-1　各年龄组小儿呼吸、脉搏正常值

年龄	呼吸(次/min)	脉搏(次/min)	呼吸∶脉搏
新生儿	45～40	140～120	1∶3
≤1 岁	40～30	130～110	1∶(3～4)
2～3 岁	30～25	120～100	1∶(3～4)
4～7 岁	25～20	100～80	1∶4
8～14 岁	20～18	90～70	1∶4

8. 血压　测量血压时应根据不同年龄选择不同宽度的袖带，袖带宽度应为上臂长度的 2/3，袖带过宽，测得的血压值较实际血压值为低，过窄则测得的血压值较实际血压值为高。小儿年龄愈小，血压愈低。

不同年龄小儿血压正常值可用以下公式推算(注：1kPa≈7.5mmHg)：

收缩压(mmHg)＝80＋2×年龄

舒张压＝收缩压×2/3

(二)智能发育

智能发育与体格生长一样，是反映小儿发育正常与否的重要指征。智能发育指神经心理发育，包括感知、运动、语言、性格等方面。智能发育除与先天遗传因素有关外，还与后天所处环境及接受的教育等密切相关。

1. 感知发育　感知是通过各种感觉器官从环境中选择性地获得信息的能力，其发育对其他功能区的发育可起到重要的促进作用。

(1)视觉：新生儿出生后对光感已有反应，强光可引起闭目，能看见 15～20cm 以内的物体，2～3 个月出现头眼的协调运动，4～5 个月时开始认识母亲的面容，初步分辨颜色。

(2)听觉：初生儿已有感觉外界声波的能力，3～7 天时听力就相当好，对声音有呼吸节律减慢等反应。3 个月时出现头转向声源(定向反应)；6 个月时对母亲的语言有明显的反应；1 岁时能听懂自己的名字；4 岁时听觉发育完善。

(3)味觉与嗅觉：新生儿对甜、酸、苦已有不同反应，4～5 个月的婴儿对食物的微小改变很敏感，因此要适时添加各种辅食，使之适应不同味道。小儿的嗅觉发育较慢，6 个月以后才能分辨香臭。

（4）皮肤感觉：包括触觉、痛觉、温度觉和深感觉。触觉是引起某些反射的基础，新生儿已很灵敏。眼、口、手掌、足底等部位，触之即有反应。3 个月时已能区分 31.5℃与 33℃的水温差别。

（5）知觉：包括空间知觉及时间知觉。5～6 个月时已有手眼协调动作；1 岁末开始有时间和空间知觉；3 岁能辨上下；4 岁辨前后；5 岁辨自身左右；4～5 岁有早上、晚上、今天、明天、昨天的时间概念；5～6 岁能区别前天、大前天、后天、大后天。

2. 运动发育　小儿运动发育有赖于视感知的参与，与神经肌肉的发育有密切的联系。发育顺序是由上到下、由粗到细、由不协调到协调地进展。

（1）粗大运动：新生儿仅有反射性活动（如吮吸、吞咽等）和不自主的活动；1 个月小儿睡醒后常作伸欠动作；2 个月时扶坐或侧卧时能勉强抬头；4 个月时可用手撑起上半身；6 个月时能独坐片刻；8 个月会爬行；10 个月可扶走；12 个月能独走；18 个月可跑步和倒退行走；24 个月时可双足并跳；36 个月时会骑三轮车。

（2）精细运动：新生儿时双手握拳；3～4 个月时可自玩手，并试图抓东西；5 个月时可手眼协调，能有意识地抓取眼前的物品；5～7 个月时学会用汤匙，乱涂乱画；18 个月时能摆放 2～3 块积木；2 岁时可粗略地翻书；3 岁时会穿简单的衣服。

3. 语言发育　语言是表达思维、意识的一种方式，语言发育反映神经的发育。小儿语言发育一般可分为四个阶段。

（1）发音阶段：新生儿会用哭声表达饥饿或疼痛，没有其他发音。2 个月能发出和谐的喉音；3 个月能发出喃喃之声。

（2）咿呀作语阶段：5～6 个月会发出单调音节；7～8 个月会发复音，如“爸爸”“妈妈”等，并可重复大人所发的简单音节。

（3）单语单句阶段：1 岁以后能说日常生活用语，如吃、睡、走等；15 个月能说出自己名字；18 个月能讲单句，能用语言表达自己的要求，如喝奶等。

（4）成语阶段：2 岁后能简单交谈，4～5 岁能用完整的语言表达自己的意思，7 岁以上能较好地掌握语言。

小儿语言的发育，除了与神经发育密切相关之外，还需有正常的听觉和发音器官，并与后天教养有关。

4. 性格发育　性格是指人在对事、对人的态度和行为方式上所表现出来的心理特点，如英勇、刚强、懦弱、粗暴等。从人的个体性格发展过程来看，小儿性格的形成、变化是在社会生活和教育条件的影响下，经过不断的量变和质变而发展起来的。由于每个人的生活环境、心理特征不同，因而表现在对人、对事的兴趣、能力、适应程度等方面的性格特点也各不相同。性格发育在婴幼儿期常称为个人—社会性行为发育。

婴儿时期由于一切生理需要依赖成人的照顾，因而随之建立的是以相依情感为突出表现的性格。2～3 个月的小儿以笑、停止啼哭、伸手、眼神或发出声音等表示见到父母的愉快；3～4 个月会对感到高兴的外界事物表现出大笑；7～8 个月会对不熟悉的人表现出认生；9～12 个月会对外界不同的事情作出许多不同的面部表情反应；18 个月的小儿逐渐建立自我控制能力，在成人附近可以较长时间独自玩耍。在 2 岁左右就表现出对父母的依赖性减弱，不再认生，较前易与父母分开；3 岁后可与小朋友做游戏，能表现出自尊心、害羞等。

二、解剖生理特点

人体是一个精密、有机的整体，由各个系统共同协作完成生命活动。掌握儿童的各系统解剖与生理特点，有助于指导儿童保健以及儿科疾病的诊疗。

(一)儿童消化系统解剖生理特点

1. 消化道壁特点　幼儿口腔黏膜薄嫩，血管丰富，因此口腔黏膜易受损伤和发生局部感染。出生时食管长度仅 8～10cm，呈漏斗状，黏膜薄嫩，弹力组织及肌层不发达，且食管下端括约肌控制能力差，常发生胃食管反流。儿童的胃容量低，新生儿时期仅为成人胃容量的 2.5%，且婴儿胃略呈水平位，直到开始行走时其位置变为垂直；胃平滑肌尚未完善，充满液体食物后易使胃扩张；贲门松弛，但幽门括约肌发育较好，故易发生幽门痉挛而出现呕吐；早产儿胃排空更慢，易发生胃潴留。儿童肠道一般为身长的 5～7 倍(成人仅 4 倍)，婴幼儿肠系膜柔软而长，结肠与后壁固定差，易发生肠扭转和肠套叠；且其通透性高，屏障功能弱，肠内毒素、消化不全产物等过敏原可经过肠黏膜进入体内，易引起全身感染和变态反应。且大脑皮质功能发育未完善，进食时易引起胃—结肠反射，所以大便次数多于成人。儿童年龄越小，肝脏相对越大；肝细胞再生能力强，因此不易发生肝硬化；但肝结缔组织发育差，因此受缺氧、感染、药物等影响易发生肝细胞肿胀、脂肪浸润、纤维增生而肿大等。

2. 消化腺特点　出生时唾液腺不够发达，3～4 个月唾液分泌增加，因婴儿口底浅，常发生生理性流涎。小儿的胃部盐酸及各种酶的分泌较成人少，且酶活性低下，消化功能差。婴儿时期胆汁分泌较少，对脂肪的吸收、消化功能较差。胰液的分泌随年龄增长而增加，先后出现胰蛋白酶、糜蛋白酶、羟基肽酶、脂肪酶，直到 2～3 岁，胰脂肪酶才接近成人水平。婴幼儿时期各种消化酶的分泌易受炎热天气和各种疾病影响，发生消化不良。

3. 肠道菌群特点　母体内，胎儿的肠道是无菌的。出生后数小时细菌侵入肠道，主要在结肠和直肠。肠道菌群受食物成分影响，单纯母乳喂养以双歧杆菌为主，人工或混合喂养时，大肠埃希菌、嗜酸乳杆菌、双歧杆菌及球肠菌比例几乎相等。正常肠道菌群对侵入肠道的致病菌有一定的拮抗作用，具有参与免疫调节、促进黏膜生理发育以及肠道营养代谢作用等。婴幼儿肠道正常菌群脆弱，易受多种内外界因素影响而致菌群失调，导致消化功能紊乱。

4. 健康婴儿粪便　食物进入消化道至粪便排出时间因年龄和喂养方式不同而异：母乳喂养的婴儿平均为 13 小时，人工喂养者平均为 15 小时，成人平均为18～24 小时。

(1)人乳喂养儿粪便：为黄色或金黄色，多为均匀膏状或带少许黄色粪便颗粒，或较稀薄，呈绿色、不臭，呈酸性反应(pH 4.7～5.1)。平均每日排便 2～4 次，一般在添加辅食后次数减少。

(2)人工喂养儿粪便：为淡黄色或灰黄色，较干稠，呈中性或碱性反应(pH 6～8)。因牛乳及其配方奶粉含酪蛋白较多，粪便有明显的蛋白质分解产物的臭味，有时可混有白色酪蛋白凝块。大便每日 1～2 次，易发生便秘。

(3)混合喂养儿粪便：喂食母乳加牛乳(或配方奶)的婴儿，其粪便与喂牛乳者相似，但较软、黄。添加淀粉类食物可使大便增多，稠度稍减，稍呈暗褐色，臭味加重。添加各类蔬菜、水果等辅食时，大便外观与成人粪便相似，初加菜泥时，常有少量绿色便排出。便次每日 1 次左右。

(二)儿童呼吸系统解剖生理特点

1. 解剖特点

(1)上呼吸道：婴幼儿鼻黏膜柔软且血管丰富，感染时黏膜肿胀，易造成堵塞，出现呼吸困难、张口呼吸。儿童出生时已有上颌窦与筛窦，额窦与蝶窦分别在 2 岁和 4 岁出现，至 12 岁发育充分。由于鼻窦口较大，学龄前期鼻炎常累及鼻窦炎。儿童鼻泪管短，咽鼓管宽短且水平，故鼻腔感染易并发结膜炎、中耳炎。儿童扁桃体包含咽扁桃体和腭扁桃体。腭扁桃体 1 岁开始增大，4～10 岁达高峰，14～15 岁开始退化，故扁桃体炎常见于年长儿。咽扁桃体 6 月龄时已发育，又称腺样体，严重腺样体肥大是小儿阻塞性睡眠呼吸暂停综合征的重要原因。儿童喉部管腔较窄，声门下狭窄，但黏膜下富有血管及淋巴结，因此轻微炎症即可引起声音嘶哑和吸气性呼吸困难。

（2）下呼吸道：婴幼儿气管、支气管短且狭窄，黏液腺分泌不足，纤毛运动功能较差，肺泡数量少且面积小，因此易发生呼吸道感染。且因为气管黏膜下血管丰富，故一旦发生感染，易出现黏膜充血、水肿、分泌物堵塞而导致呼吸不畅。右侧主支气管短且粗，为气管的直接延伸，异物吸入较易进入右主支气管。

（3）胸廓：婴幼儿胸廓较短，前后径相对较长，呈桶状；肋骨呈水平位，膈肌位置较高，胸腔小而肺脏相对较大，呼吸肌发育差，因此发生呼吸障碍时其代偿最大呼吸量不超过正常的 2.5 倍（健康成人为 10 倍），易发生呼吸衰竭。小儿膈肌较肋间肌相对发达，且肋骨呈水平位，肋间隙小，故婴幼儿为腹式呼吸。随年龄增长，膈肌和腹腔脏器下降，肋骨由水平位变为斜位，逐渐转化为胸腹式呼吸。7 岁以后逐渐接近成人。

2. 生理特点

（1）年龄越小，呼吸频率越快：新生儿及生后数月的婴儿呼吸极不稳定，可出现深、浅呼吸交替，或呼吸节律不整、间歇、暂停等现象。

（2）年龄越小，潮气量越小：儿童潮气量为 6～10m/kg。无效腔气量/潮气量比值大于成人。

（3）年龄越小，气道阻力越大：由于小儿气道管径细小，气道阻力大于成人，因此小儿发生喘息的概率较高。随着年龄增加，气道管径逐渐增大，从而阻力递减。

（4）年龄越小，肺活量越小：小儿肺活量为 50～70mL/kg。在安静状态下，年长儿仅用肺活量的 12.5%来呼吸，而婴幼儿则需用 30%左右。

（三）儿童心血管解剖生理特点

胎儿时期，原始心脏在胚胎第 2 周形成，第 4 周起有循环作用，第 8 周房室隔已完全长成，先天性心脏畸形主要形成于这个时期。胎儿时期的营养和气体代谢是通过脐血管和胎盘与母体以弥散方式进行交换。

1. 解剖特点

（1）心脏：儿童心脏的位置随年龄改变，2 岁以下婴幼儿的心脏多呈横位；以后随着儿童站立行走、肺和胸廓的发育、横膈的下降等，逐渐转为斜位。儿童心腔的容积在初生时为 20～22mL，1 岁、2.5 岁和 7 岁时分别增至出生时的 2 倍、3 倍和 5 倍，青春期开始时增至 140mL，18～20 岁时为 240～250mL。婴幼儿的心脏为球形，18～20 岁时心脏从球形变成椭圆形。

(2)大血管：新生儿大血管的弹力纤维很少，弹力不足，之后弹力纤维逐渐增多，血管增厚，12 岁时大血管的发育成熟程度与成人相近。婴儿期毛细血管粗大，肺、肾、肠和皮肤的微血管口径较成人粗大，对新陈代谢起到良好的促进作用。婴幼儿动脉相对较成人为粗，动脉内径与静脉内径几乎相等(成人静脉内径为动脉内径的 2 倍)。10 岁前，肺动脉直径较主动脉宽，青春期开始主动脉直径超过肺动脉。

2. 生理特点

(1)心率：年龄愈小，新陈代谢愈旺盛，组织细胞需要的血液供应愈多，而年龄愈小，心脏每搏输出量愈少，只有通过增加心脏搏动次数来补偿。加之，出生时心脏的迷走神经发育尚不完善、交感神经占优势，5 岁时心脏神经调节开始具有成人的特征，10 岁时完全成熟。因此，心率随年龄增加而逐渐减慢。

(2)心排血量：胎儿期每分钟心排血量约为 500mL/kg，其中右心室约为 170mL/kg；新生儿左心室、右心室每分钟心排血量约为 400mL/kg，左心排血量明显增高；出生后 3 个月内心排血量逐渐降低至成人水平，每分钟约为 100mL/kg。

(四)儿童泌尿系统解剖生理特点

1. 解剖特点　婴儿肾脏位置较低，下极可低至第 4 腰椎水平，2 岁以后开始达到髂棘以上，右肾略低于左肾。2 岁以内腹部触诊易扪及肾脏，且表面呈分叶状，2～4 岁分叶完全消失。婴幼儿输尿管长，且肌肉与弹力纤维发育不足，易受挤压至扭曲导致梗阻，发生尿潴留而诱发感染。婴幼儿膀胱位置较高，在耻骨联合之上，随年龄增长逐渐下降至盆腔内。男女尿道不同，新生女婴尿道仅 1cm(成年女性为 3～5cm)，且尿道口接近肛门，易受细菌污染；男婴尿道虽较长，但常有包茎、包皮过长，尿垢沉积也可引起上行性细菌感染。

2. 生理特点　胎儿在胎龄 36 周时肾单位数量(每肾 85 万～100 万)已经达到了成人水平，出生后肾脏已经具备了成人肾的大部分功能，但其调节能力较弱，贮备能力也差。通常，在 1～2 岁时，肾的功能才接近成人水平。肾脏的主要功能如下。

(1)排泄功能：新生儿出生时肾小球滤过率比较低，为成人的 1/4，早产儿更低；3～6 个月时为成人的 1/2，6～12 个月时为成人的 3/4，2 岁时达成人水平，故大量水负荷或输液过快时易出现水肿。又因其尿液浓缩功能不足，故入量不足时易发生脱水，甚至诱发急性肾功能不全。正常排尿机制在婴儿期由脊髓反射完成，之后由脑干—大脑皮质控制，至 3 岁能控制排尿。新生儿尿量每小时<1.0mL/kg 为少尿，每小时<0.5mL/kg 为无尿。学龄儿童每日排尿量少于 400mL，学龄前儿童少于 300mL，婴幼儿少于 200mL 时为少尿。每日尿量少于 50mL 为无尿。

(2)调节机体水、电解质、酸碱平衡：新生儿及婴幼儿时期，因肾保留 HCO_3^- 的能力差，碳酸氢盐的肾阈低，尿中排磷酸盐量少，易形成酸中毒。且新生儿肾糖阈、排钠能力及醛固酮分泌功能低下，故可存在尿糖、易出现水钠潴留等。

(3)内分泌功能：新生儿的肾脏已具有内分泌功能，其血浆肾素、血管紧张素和醛固酮水平均等于或高于成人，出生后数周内逐渐降低。新生儿肾血流量低，前列腺素合成速率较低。由于胎儿血氧分压较低，故胚肾合成促红细胞生成素较多，生后随血氧分压的增高，促红细胞生成素合成减少。

(五)儿童神经肌肉系统解剖生理特点

1. 解剖特点　神经系统的发育在胎儿期最早开始，新生儿神经细胞数目与成人相同，但其树突与轴突少而短。3 岁时神经细胞分化已基本完成，脊髓完成髓鞘化，神经纤维 4 岁完成髓鞘化，8 岁时接近成人，皮质细胞数量不再增加，转为细胞体积、突触数量的完善。

2. 生理特点　婴幼儿神经纤维外层形成未完善，外界刺激引起的神经冲动传入大脑慢，不易在大脑皮质形成稳定兴奋灶，因此婴幼儿对外界的刺激反应较慢，且易于泛化。正常足月儿出生时即具有觅食、吸吮、吞咽、拥抱、握持等一些先天性(原始)反射和对强光、寒冷、疼痛等的反应。原始反射如吸吮、握持、拥抱等随年龄增长而减弱，足月儿一般于出生后 3～4 个月消失。新生儿和婴儿肌腱反射较弱，腹壁反射和提睾反射也不易引出，到 1 岁时才稳定。3～4 个月前小儿肌张力较高，克尼格征可为阳性，2 岁以下小儿巴宾斯基征阳性(对称)是生理状态。

(六)儿童内分泌系统解剖生理特点

儿童因为处于不断生长、发育和成熟的阶段，内分泌系统自身也在不断发育和成熟，而内分泌系统的功能与胎儿器官的形成、分化和成熟以及青少年的生长发育、生理功能、免疫机制等密切相关。在此过程中，激素的产生、分泌结构和功能异常均可导致内分泌系统疾病。如下丘脑—垂体是机体最重要的内分泌器官，是内分泌系统的中枢，可以分泌多种激素，调控甲状腺、肾上腺、性腺等内分泌器官的活动。

1. 下丘脑—垂体—生长激素轴　在胎儿早期即开始启动并持续终生，但分泌速率逐渐降低。生长激素可通过直接和间接作用于长骨骺板而刺激儿童的身高生长，同时也可以促进脂质分解和氧化、促进蛋白质合成等。

2. 下丘脑—垂体—性腺轴　其功能在青春发育期开始前处于较低水平，性腺的生长发育过程缓慢，而当青春发育启动后，促性腺激素释放激素的脉冲分泌频率和峰值逐渐增加，LH（黄体生成素）和 FSH（促卵泡激素）的脉冲分泌峰也随之增高，因而出现性征和性器官发育。

3. 下丘脑—垂体—甲状腺轴　甲状腺于胎龄 6 周开始发育，10～12 周即可合成甲状腺激素，下丘脑—垂体—甲状腺轴常在妊娠中晚期成熟，正常的反馈关系在 3 个月后建立。甲状腺素对儿童生长发育的主要作用如下。

（1）加速体内细胞氧化反应：甲状腺素能加速体内细胞氧化反应的速度，从而释放热量。

（2）促进生长发育及组织分化：甲状腺素能促进细胞组织的生长发育和成熟，以及钙、磷在骨质中的合成代谢和骨、软骨的生长。

（3）对代谢的影响：促进蛋白质合成，增加酶的活力；促进糖的吸收、糖原分解和组织对糖的利用；促进脂肪分解和利用。

（4）对中枢神经系统的影响：甲状腺素对神经系统的发育及功能调节十分重要。特别是在胎儿期和婴儿期，甲状腺素不足会严重影响脑的分化和成熟，且不可逆转。

（5）对维生素代谢的作用：甲状腺素参与各种代谢反应，使维生素 B_1、维生素 B_2、维生素 B_3、维生素 C 的需要量增加。同时，促进胡萝卜素转变成维生素 A 及维生素 A 生成视黄醇。

除以上 3 种外，还有一些重要的内分泌腺在儿童的生长发育过程中发挥重要的功能。如主管儿童应激反应的下丘脑—垂体—肾上腺轴、主管血糖调节的胰腺、与血钙调节相关的甲状旁腺、与免疫调控相关的胸腺等。

（七）儿童造血系统解剖生理特点

1. 造血特点　儿童造血途径有两种，分别是骨髓造血、骨髓外造血。

（1）骨髓造血：出生后主要是骨髓造血。婴幼儿期所有骨髓均为红髓，全部参与造血，以满足机体生长发育的需要。5～7 岁开始，脂肪组织（黄髓）逐渐代替长骨中的造血组织，因此年长儿红髓仅限于肋骨、胸骨、脊椎、骨盆、颅骨、锁骨和肩胛骨。黄髓仍有潜在的造血功能，当造血需要增加时，它可转变为红髓而恢复造血功能。小儿在出生后最初几年缺少黄髓，故造血代偿潜力小，如果造血需要增加，就会出现骨髓外造血。

(2)骨髓外造血:在正常情况下,骨髓外造血极少。出生后,尤其在婴儿期,当发生感染性或溶血性贫血等使造血需要增加时,肝、脾和淋巴结可随时适应需要,恢复到造血状态,出现肝脾淋巴结肿大,同时外周血中可出现有核红细胞和(或)幼稚中性粒细胞,感染及贫血纠正后即恢复正常。

2. 血常规特点 不同年龄儿童的血常规有所不同。

(1)红细胞系和血红蛋白:新生儿出生时红细胞计数为$(5.0\sim7.0)\times10^{12}/L$,血红蛋白量为150～220g/L。未成熟儿与足月儿基本相等,少数可稍低。出生后6～12小时,因进食较少和不显性失水,其红细胞计数和血红蛋白量往往比出生时高。出生后随着自主呼吸的建立、血氧含量的增加,红细胞生成素减少,骨髓造血功能暂时性降低,网织红细胞减少;胎儿红细胞寿命较短,且破坏较多(生理性贫血);由于婴儿生长发育迅速、循环血量迅速增加等因素,红细胞计数和血红蛋白量逐渐降低,至2～3月龄时(早产儿较早)红细胞计数降至$3.0\times10^{12}/L$左右,血红蛋白量降至100g/L左右,出现轻度贫血,称为“生理性贫血”。“生理性贫血”呈自限性,3个月后,红细胞计数和血红蛋白量又缓慢增加,于12岁达成人水平。此外,出生时外周血中可见到少量有核红细胞,出生后1周内消失。

(2)白细胞系:出生时白细胞计数为$(15\sim20)\times10^{9}/L$,出生后6～12小时为$(21\sim28)\times10^{9}/L$,然后逐渐下降,1周时平均为$12\times10^{9}/L$,婴儿期白细胞计数维持在$10\times10^{9}/L$,8岁以后接近成人水平。白细胞分类主要是中性粒细胞与淋巴细胞比例的变化。出生时中性粒细胞约占65%,淋巴细胞约占30%。随着白细胞总数的下降,中性粒细胞比例逐渐下降,出生后4～6天时两者比例约相等;至1～2岁时淋巴细胞约占60%,中性粒细胞约占35%,之后中性粒细胞比例逐渐上升,至4～6岁时两者比例又相等;以后白细胞分类与成人相似。此外,初生儿外周血中也可出现少量幼稚中性粒细胞,但在数天内即消失。

(3)血小板系:血小板计数与成人相似,为$(150\sim300)\times10^{9}/L$。

第三章　小儿推拿临证概要

中医小儿推拿隶属于我国传统医学体系，是数千年中华文明的结晶，因此，其理论基础也一脉相承。“小儿推拿临证”是指医者在临床实践中，根据患儿具体的病情表现、脉象、舌苔等各种体征，从中找出疾病的病机，作出正确的诊断，并依据疾病特点和患儿情况，制定合理、有效的治疗方案的过程。

小儿推拿临证的第一步是从病因入手，了解患儿发病的原因。在治疗上要遵循辨证论治的原则，即辨别疾病的病因、病机，从而选择相应的治疗方案。在治疗过程中，还需要根据患儿的不同病情，动态调整治疗方案，针对不同的证候和病机，选择相应的穴位、手法等治疗方法。总之，辨证论治是小儿推拿临证中最重要的环节。

本章主要介绍小儿常见病因、四诊及辨证方法，重点强调小儿与成人临证时的差异。

第一节　小儿常见病因

小儿发病的病因与成人大致相同，但由于小儿具有自身的生理特点，因此小儿对不同病因致病的情况和易感程度均与成人有明显的不同。小儿病因复杂，以外感、饮食及先天因素居多，情志、意外和其他因素也需要注意。而在小儿自身群体中，不同年龄对不同病因的易感程度也不尽相同，例如年龄越小对六淫邪气的易感程度越高，因饮食而伤的情况也越多。

一、外感因素

外感因素指外感六淫邪气与疫疠之气，都易侵袭小儿而致病。六淫邪气，即风、寒、暑、湿、燥、火六种外感病邪。在正常情况下，风、寒、暑、湿、燥、火是自然界六种不同的气候变化，称为“六气”。当“六气”发生不及或太过，非其时而有其气，就成为人体患病的原因，成为"六淫"。因为小儿为稚阴稚阳之体，脏腑娇嫩，寒温不知自调，所以与成人相比，小儿更易被"六淫"邪气所伤。

（一）六淫

1. 风邪　小儿腠理疏松，易受风邪侵袭，引发感冒、咳嗽、肺炎等肺系疾病。另外，风邪善行数变，病理改变迅速。外感风邪在初期属于表证，病位在卫分，如不能及时疏散风邪，则易于从外传内，化热化火。风邪与寒湿之邪夹杂可引起痹证；与食积夹杂可引起发热、恶风、鼻塞流涕等肺系病与腹胀、呕吐等脾胃病一同出现的情况。

2. 寒邪　小儿为稚阴稚阳之体，外感阴寒之邪或饮食生冷易导致寒邪犯肺、痰饮内停引发恶寒发热、咳嗽、鼻塞、流清涕、喘咳等症；寒邪直中脾胃可导致脾阳受损，引发腹痛、泄泻、小便清长、大便稀薄、四肢凉等症。寒性凝固，还可导致血流不畅，不能温煦皮肤，出现体温低、皮肤僵硬、发冷等表现。寒邪日久可引发肾阳虚衰，出现精神恍惚、面白无华、小便清长、肢冷等表象。

3. 暑邪　小儿形体娇嫩，暑邪可引发高热、神昏；热极生风可引动惊悸、抽搐等症。

4. 湿邪　暑多夹湿，小儿生理特性为脾常不足，湿邪易侵犯脾脏，导致脾阳不振，无以运化水湿，故暑季最易引起小儿腹泻。湿邪阻滞脾胃气机可导致食欲不振；湿热相合，流注经络，可引发痿证。

5. 燥邪　燥气应秋，与肺有关，肺为娇脏，易于受燥邪侵扰。燥邪多从口鼻侵入，容易耗损津液，使肺失润泽出现燥咳，临床上以干咳、口舌干燥、苔黄为表象。

6. 火邪　火热之邪可直接侵犯人体，而外感风、寒、暑、湿、燥邪日久也可化火。小儿感受火邪可生风动血，引发高热、神昏、抽搐、紫斑、出血等。

（二）疫疠

疫疠具有强烈的传染性，引发的疾病常表现为起病较急、病情较重、症状相似、易于流行。小儿"稚阴稚阳"之体，形气未充，抗御病邪能力较弱，是疫疠邪气所伤的易感群体，易导致疫病的发生与流行。常见的疾病如麻疹、水痘、痄腮等，都具有很强的传染性。

二、饮食因素

小儿"脾常不足"，而且饮食不知自调，易为乳食所伤。小儿乳食贵在有时、有节、有序。由于家长喂养不当，初生缺乳，或没有按期添加辅食，或饮食营养不均衡，均能使小儿脾气不充，失于运化，产生脾胃病证。且常因小儿幼稚，不能自我调控饮食，易造成偏食、挑食。过食寒凉者易伤阳，过食辛热者易伤阴，过食肥甘厚腻者易伤脾等。

小儿不知饥饱，也无法用语言表达感觉，喂养过程中不注意观察可能会导致过饥过饱，造成脾胃损伤。过度喂养可导致脾胃运化无力，产生腹胀、腹痛、食积、呕吐；婴儿过早断乳会导致营养不良，诱发疳证。小儿挑食、偏食会导致食谱单一，营养不均衡，影响脾胃功能的正常运转，使气血化源不足，出现形体消瘦、面色无华等脾胃虚弱的表现。小儿营养不良可影响小儿发育。

小儿发病的另一个常见原因是饮食不洁。小儿缺乏卫生知识，容易误食一些被污染的食物，引发胃肠疾病，如腹痛、吐泻、寄生虫病等。

三、先天因素

先天因素，即胎产因素，是指小儿出生以前已作用于胎儿的致病因素。遗传病因是小儿先天因素中的主要病因，父母的基因缺陷易导致小儿先天畸形、生理缺陷以及代谢异常等。有调查数据表明，约 1.3％的婴儿有明显的出生缺陷，即有先天畸形、生理缺陷或代谢异常，其中 70％～80％为遗传因素所致。妇女受孕后，不注意护胎养胎，也是导致小儿出现先天性疾病的常见原因。如妊娠妇女感受外邪、饮食失节、情志不调、劳逸失调、房事不节等，都可能损伤胎儿。例如，妊娠期妇女营养不良或妊娠期服用药物、接触放射线均可导致胎儿体重轻、抵抗力差，甚至出现畸形、残疾等。正如《格致余论·慈幼论》所提出的“儿之在胎，与母同体，得热则俱热，得寒则俱寒，病则俱病，安则俱安”。此外，胎儿分娩不当，也会导致特定的儿科疾病，如产钳等工具操作不当可导致头部血肿、新生儿斜颈；分娩时间过长可导致胎儿缺氧，出现惊厥、抽搐、夜啼等；胎儿早产可因禀赋不足导致发育过程中出现五迟、五软等表现；脐带结扎不当可引发脐风。另外，某些时行疾病（如水痘、风疹）等可以直接传播给胎儿；哮喘、癫痫等某些疾病，亦与遗传密切相关。

四、情志因素

小儿思想相对单纯，对外周环境认识的角度与成人不同，接触社会较少，受七情六欲之伤也就不及成人多。因而导致小儿得病的情志因素与成人有一定区别。但是，儿科情志失调致病不容忽视。如小儿心神怯弱，最常见的情志所伤就是惊恐。小儿乍见异物或骤闻异声，容易惊伤心神，出现心悸、惊惕、夜啼、抽风等病证;长时间的所欲不遂,缺乏关爱,容易导致忧思、思虑损伤心脾,出现厌食、呕吐、腹痛、忧郁等病证;家长对子女的过度溺爱,会导致儿童心理承受能力差;家长期望值过高,学习负担过重,可能产生精神行为障碍类疾病;父母离异、再婚,亲人丧亡,教师责罚,小朋友欺侮等,都可能使儿童精神受到打击而患病。

五、意外因素

小儿缺乏生活自理能力以及对周围环境安全或危险状况的判断能力,因此,容易受到意外伤害。例如:婴儿蒙被受捂,或哺乳时乳房堵住口鼻,可造成窒息;跌扑损伤的外伤;误触水火的烫伤;家用电器安装不当,可能被小儿误摸触电;误食毒物的中毒;小儿在水边玩耍,或无人保护而下水游泳,容易溺水;蛇咬、虫螫、猫狗咬伤,造成意外伤害;误将豆粒、小球放入口鼻,因气道异物而呼吸道梗阻等。凡此种种,在儿童中均比成人更为常见。

六、其他因素

如今,环境污染、食品污染或农药、激素超标,放射性物质损伤等,对胎儿和儿童的伤害,均已引起社会的广泛重视。而医源性损害,包括院内感染,治疗、护理不当等,有增多的趋势,特别需要引起儿科工作者的注意。

第二节　小儿四诊概要

中医诊断小儿疾病,同样采取望、闻、问、切四诊的方法。通过四诊,进行综合分析、归纳,作为辨证、立法、处方的依据。

在诊断过程中,四诊缺一不可,但"望"居其首,历代儿科医家都十分重视望诊。婴儿不会言语(古称哑科),年龄稍大者即使能言,也不确凿;小儿手腕短小,三部莫分,虽可以一指定三关,但终难施其切诊之巧;加之就诊时常啼哭、叫扰,影响脉息气息,均给诊断带来困难。因此,诊断儿科疾病,应从"望""闻"中仔细寻求,更参以"问""切",再结合腹诊、察看手纹等,四诊合参,方能作出正确的诊断。

一、望诊

望诊是通过观察患儿的全身和局部情况,获得与疾病有关的辨证资料的一种诊断方法,即医者通过视觉观察病情。中医学认为,体表与人体内部的脏腑气血有着密切的关系，即所谓“有诸内者，必形诸外”。望诊内容包括根据全身状况诊察的整体望诊，如望神色、望形态；就局部状况诊察的分部望诊，如审苗窍、辨斑疹、察二便、看指纹。需要注意的是，儿科望诊时，应尽量使小儿保持安静，在光线充足的地方进行，诊察要既全面又有重点，细心而又敏捷，诊察效果才能提高。

（一）望神色

望神色，包括观察小儿的精神状态和面部气色两个方面。通过神色望诊，可以对小儿患病状况有一个初步的了解。

1. 精神状态　精神振作，两目有神，表情活泼，面色红润，呼吸调匀，均为气血调和、神气充沛的无病表现。虽或有病，也多轻而易愈。反之精神萎靡，两目无神，面色晦暗，表情呆滞，呼吸不均匀，均为有病表现，且病情较重。

2. 面部气色　正常小儿面色红润且有光泽，气血充沛，健康无病。五色主病是指通过观察小儿面色（红、黄、青、白、黑）的变化，来推测病证的属性和病情的变化。面呈红色，多属热证。面红耳赤，咽痛脉浮，为外感风热；午后颧红，多为阴虚内热。面呈黄色，多属体虚或有湿。面黄肌瘦，腹部膨大，为脾胃功能失调所致，常见于疳证；面黄无华，并伴有白斑，多为肠道寄生虫病所致。面呈青色，主寒、主痛、主瘀、主惊。面色青白并见，痛苦皱眉，为里寒腹痛；面青而暗，神昏抽搐，每见于惊风和癫痫发作之时。面呈白色，多为寒证、虚证。面色无华，唇色淡白，多为血虚，见于小儿贫血；外感初起，风寒束表，也每见面色苍白。面呈黑色，多主寒、主痛，或内有水湿停饮。面色青黑，手足逆冷，多为阴寒证候。面色黑暗无华，兼有腹痛呕吐，可为药物或食物中毒。面色红而润泽，体强无病，是先天肾气充足之象。

除上述所主病情和病证属性外，五色还主五脏病证，如白主肺病、红主心病、青主肝病、黄主脾病、黑主肾病。这些体征为小儿疾病的诊断提供了依据，是古代医家长期观察的结果。单个体征有其片面性和局限性，因此不能用来作为小儿疾病的唯一诊断依据。

（二）望形态

望形态，包括望形体和望动态。通过对形体、动态的望诊，可以初步推断病证的性质。

1. 望形体　主要是观察头部、胸廓、躯体、四肢、肌肤、毛发、指（趾）甲，检查时应按顺序观察。发育正常，筋骨强健，肌丰肤润，毛发黑泽，姿态活泼，是胎禀充足、营养良好、健康的表现；筋骨软弱，形瘦肌削，皮肤干枯，毛发萎黄，囟门逾期不合等为先后天不足，多属有病。头方发稀，囟门迟闭，可见于五迟证；头大颌缩，前囟宽大，头缝开解，眼珠下垂，见于解颅；肌肤松弛、面色萎黄是脾虚气弱的表现；腹部膨大，肢体瘦弱，发稀，额上青筋显现，多属疳证等。

2. 望动态　包括身体各部的动静姿态变化。小儿若发生疾病，可表现出不同的姿态。如小儿喜俯卧，多为乳食内积；喜蜷卧者，多为腹痛；喜侧卧者，多为胸肋疼痛；颈项强直，手指开合，四肢拘急抽搐，角弓反张，乃属惊风；端坐喘促，多为哮喘；咳逆鼻扇，胁肋凹陷，呼吸急促，常为肺炎喘嗽。

（三）审苗窍

苗窍指目、鼻、口、舌、耳、前后二阴。舌为心之苗，肝开窍于目，肺开窍于鼻，脾开窍于口，肾开窍于耳及前后二阴。脏腑病变，往往在苗窍上有所反映，故审查苗窍也是中医诊断的重要环节。

1. 目　黑睛圆大，神采奕奕，为小儿肝肾气血充沛的表现，反之均为病态。眼睑结膜色淡，为血虚之象；巩膜色黄，为湿热蕴遏所致，常为黄疸；眼泪汪汪，目赤畏光，须防麻疹；睡卧露睛，多为脾虚；巩膜有蓝斑，为虫证；目眶内陷，啼哭无泪，为液脱津亏；双目上翻，为惊风。

2. 鼻　鼻塞流清涕，为风寒感冒；鼻流黄浊涕，为风热感冒；鼻出血，多为肺经有热，血热妄行；鼻内生疮糜烂，多为肺火上炎；鼻翼扇动，为肺气闭塞所致，见于肺炎喘嗽；鼻孔干燥，为肺经燥热，或外感燥邪。

3. 口　察口时应仔细观察口唇的颜色、润燥和外形的变化。口唇淡白为脾虚气血不足，唇色青紫为血瘀或寒证，唇色樱红为暴泻伤阴，口唇干燥为伤津之证。齿为肾之余，齿龈属胃。婴儿牙龈有白色斑点，一般不影响吮乳，俗称马牙。齿龈红肿多属胃火上冲；牙齿逾期不出，多为肾气不足。咽喉是呼吸和饮食的通道，与肺胃相连。咽红发热，为外感风热；咽红乳蛾肿大，为外感风热或肺胃之火上炎；口舌黏膜破溃糜烂，为口腔炎症；若满口白屑，状如鹅口，为鹅口疮；若两颊黏膜有针尖大小的白色小点，周围红晕，为麻疹黏膜斑。

4. 舌　正常小儿舌体柔软，活动自如，舌质淡红润泽，舌面有干湿适中的薄苔。舌绛，舌体短缩，多为热盛伤津，阴液枯涸，筋脉失养而挛缩；舌色青紫肿胀为中毒；舌淡为气血两亏；舌质绛红，上有芒刺多为温热病邪入营血；舌红少苔为阴虚火旺；热病后苔剥多为津伤阴亏；苔白为寒，苔黄为热，舌质紫暗为气滞血瘀，舌苔白腻为寒湿内停；舌苔厚腻为宿食内滞；若舌体胖大，舌边齿痕，多为脾肾阳虚，水饮痰湿内停；舌苔花剥，经久不愈，状如地图，多为胃之气阴不足；舌上溃疡多为心火上炎；舌体肿大，板硬麻木，舌色深红，多为心脾积热；舌吐唇外，立即收回为吐舌，多为心经有热所致；舌吐唇外，舔唇上下左右，挥动不停为弄舌，多为大病之后，心气不足之象，也可见于小儿智力低下者。

5. 耳　察耳的外形是判断小儿体质强弱的一个标志。小儿耳廓丰厚，颜色红润，是先天肾气充沛的健康表现；反之，则肾气不足或体质较差，如早产儿耳廓软而紧贴两颞，耳舟不清。耳内流脓，为肝胆火盛；耳背络脉隐现，耳尖发凉，兼壮热多泪，常为麻疹之先兆；以耳垂为中心弥漫肿胀，则是流行性腮腺炎的表现。

6. 二阴　男孩阴囊不松不紧，是肾气充沛的表现。阴囊松弛多为体虚或发热；阴囊时肿时复，啼哭时肿大加甚，是疝气的表现；阴囊、阴茎均肿，常为肾炎性水肿的表现。女孩前阴红赤而湿，多属下焦湿热；潮湿瘙痒，应注意蛲虫病。小儿肛门潮湿红痛，多属尿布皮炎；大便坚硬带鲜血，常为肛裂；便后直肠脱出，多属中气虚亏，见于脱肛。

(四)辨斑疹

斑和疹是小儿常见的一种疾病体征。凡形态大小不一，不高出皮面，摸之不碍手，压之不褪色者，称之为斑。凡形如粟粒，高出皮面，压之褪色者，称之为疹。斑色紫黑，密集融合成片，多为邪入营血；若斑点大小不一，隐隐稀少，色多淡红，发无定处，出没无常，多为内伤气血亏虚；小儿发疹，疹色暗红，从头到胸腹四肢，先稀后密，多为麻疹；疹形细小稀疏，稍稍隆起，色淡红，瘙痒不安，时发时止，多为风疹；疹色玫瑰红，疹细稠密，热退疹出，可见于奶麻；疱疹遍于头身，疹子此起彼落，则为水痘；如见白色小颗粒，晶莹如粟，多为湿邪内郁，汗出不彻所致。

(五)察二便

观察大小便的变化，对小儿疾病的辨证有重要意义。

1. 大便　新生儿及较小乳儿大便可呈糊状，每日 3 次左右，正常小儿的大便应色黄而干湿适中。大便燥结，为内有实热或阴虚内热；大便稀薄，夹有白色凝块，为内伤乳食；大便稀薄，色黄秽臭，为湿热内滞；下利清谷，洞泻不止，则为脾肾两虚；大便赤白有黏液，为湿热积滞，常见于痢疾；大便灰白，为脾阳不振，多见于梗阻性黄疸；大便果酱色，且阵发性哭闹，多为肠梗阻、肠套叠等病。

2. 小便　正常小儿的小便为淡黄色。小便黄赤、短频而痛，为湿热下注；小便色深红或呈褐色，为下焦热盛或阴虚内热；小便色深黄，多为湿热内蕴；小便混浊如米泔，为脾胃虚弱，饮食失调；小便清长，夜尿频多，为肾气不足、下元不固的表现。

(六)看指纹

指纹是指食指桡侧的浅静脉，可分为风、气、命三关，食指第一节为风关，第二节为气关,第三节为命关(图 3-1)。看指纹是对 3 岁以下的小儿用以代替脉诊的一种辅助诊法,可辨别婴幼儿疾病的病因、性质及估计预后等。诊察时用手指轻轻地从小儿食指的命关推向风关,使指纹易于显露。观察时应将小儿抱向光亮处,以便于观察指纹的变化。正常小儿的指纹多数应该淡紫隐隐,显于风关以内。若发生疾病时,指纹的浮沉、色泽、部位等可随之发生变化,因而察指纹对小儿疾病的诊断辨证有一定的参考价值。

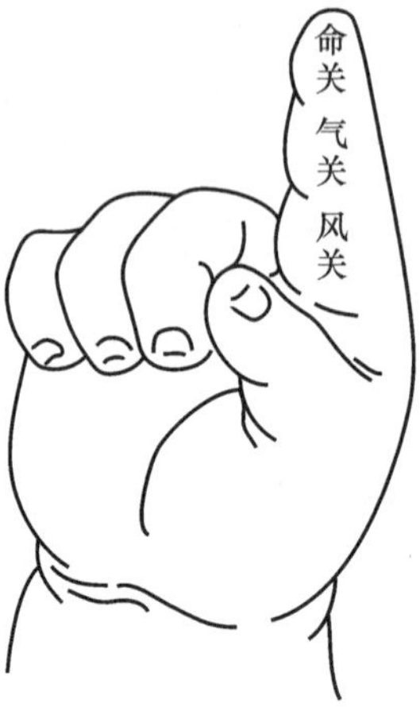

图 3-1 小儿食指三关

察指纹的辨证方法,可归纳为"浮沉分表里,红紫辨寒热,淡滞定虚实,三关测轻重"。指纹浮露者,主病在表,多见于外感表证;指纹沉滞者,主病在里,多见于内伤之里证;指纹色紫红多为内热证;指纹色鲜红,多为外感表证;色青主风及各种痛证;紫黑为热邪深重或气滞血瘀,指纹现于风关,病多轻浅而易治;指纹现于气关,病情较重;指纹现于命关,病情危重;指纹"透关射甲"病多危重。

二、闻诊

闻诊是运用听觉、嗅觉来辅助诊断疾病的方法,闻诊包括听语言语声、啼哭声、咳嗽声、呼吸声及嗅气味等方面。

1. 语言语声　正常小儿语言清晰响亮。语声低弱,为气虚;呻吟不休为身有不适;高声尖叫,常为剧痛所致;谵语狂言,为邪热入营,常见于温热病过程中;语声嘶哑,多为咽喉和声带疾患。

2. 啼哭声　正常小儿哭声洪亮而长,并有泪痕。健康小儿啼哭,多为尿布潮湿或饥饿思食,饥饿声多绵长无力,或口作吸吮状。哭声尖锐,忽缓忽急,时作时止,多为腹痛所致;哭声嘶哑,呼吸不利,多为咽喉水肿所致;久病体虚及疳证,哭声延绵而低微。小儿哭以响亮为实证，哭声低微为虚证；哭声清亮和顺为轻，哭声尖锐或细弱无力为重。

3. 咳嗽声　咳嗽以声音畅利，痰易咳出为正常。咳声清扬而流涕，为外感风寒；咳声重浊，痰稠色黄，为外感风热；干咳无痰，多为肺燥，或为咽炎所致；咳嗽阵作，并有回声，常为百日咳；咳声嘶哑如犬吠声，常见于喉炎或白喉。

4. 呼吸声　呼吸气粗有力，多为外感热证；呼吸急促、喉间哮鸣，为痰邪壅肺，常见于哮喘；呼吸急促、气粗鼻扇，多见于肺炎喘嗽；呼吸窘迫、面青不咳，常为呼吸道阻塞；呼吸低微及吸气如哭泣声，为肺气将绝之危证，如呼吸衰竭；乳儿呼吸稍促，用口呼吸，常为鼻塞所致。

5. 嗅气味　包括嗅口气及大小便的气味。口气臭秽，多为肺胃之热上蒸，浊气上升所致；口气酸腐而臭，多为伤食；口气腥臭，见于血证；大便秽臭，为湿热积滞；大便酸臭而稀，多为伤食；下利清谷，无明显臭气，为脾胃两虚。小便短赤，气味臊臭，为湿热下注；小便清长少臭，常为脾肾虚寒。

三、问诊

问诊是采集小儿病情资料的一种重要方法。由于小儿不能正确叙述自己的病痛，乳儿不会语言，因此儿科的问诊主要是向家长或照护者询问。

1. 问年龄　许多疾病与年龄有关，详细询问患儿年龄对疾病诊断和治疗用药有重要意义。如脐风、胎黄、脐疮等多见于一周内初生儿；而鹅口疮、夜啼、脐突又以乳婴儿为多；遗尿则发生在3岁以上小儿；麻疹多发生在出生6个月后的乳婴儿；水痘、百日咳在幼童期多见；12岁以后，小儿所患疾病基本上接近成人。

2. 问寒热　寒热即指发热和怕冷。小儿发热可用体温计测量，或通过接触的感觉来判断，如手足心热、额头热、授乳时口热等。小儿怕冷可从姿态改变来判断，如依偎母怀，蜷缩而卧等。发热恶寒无汗为外感风寒，寒热往来为邪在半表半里；午后低热，常伴盗汗，为阴虚之证；发热持续，热势嚣张，舌苔厚腻，为湿热内蕴；小儿怕冷，纳呆神疲，多为里寒或阳虚之证。

3. 问汗　小儿肌肤薄弱，较成人容易出汗，一般不属于病态。若白天出汗较多，或稍动即出，称为“自汗”，是气虚卫外不固的表现。若夜间睡后汗出，称为“盗汗”，是阴虚或气阴两虚。汗出热不解，为热病邪气由表入里的表现。

4. 问头痛身热　较大儿童每能述说头痛与眩晕，一般见于高热、贫血等。发热肢体疼痛，常为风寒湿热之邪外束之象；此外，一些发疹性疾病如荨麻疹，常有皮肤瘙痒。

5. 问饮食呕吐　小儿能够按时乳食，食量正常而无吐泻，为正常现象。若小儿不思乳食，则为脾胃薄弱；若脘腹胀满，不思饮食，嗳腐吞酸，则为伤食积滞；腹泻纳呆，为脾失健运；食多而大便多不消化，形体消瘦，多为疳证；渴喜冷饮，为热证；渴喜热饮，或口不渴多，为寒证；频频引饮，口唇干燥，为胃阴不足，津液亏耗；渴不欲饮，多为中焦有湿热水液。

6. 问二便　问小儿的二便情况，应着重了解排便次数及时间、大便质地和形色等。还应了解小便的量、色、质、气味及伴有症状等。大便次数增多，质地稀薄，为脾不健运；大便次数增多，赤白黏冻，为湿热积滞；大便秘结，腹部胀痛，多为内有实热或阴虚津亏；便时哭闹多为腹痛，大便排虫，绕脐作痛，多为蛔虫病。小便清长，夜间遗尿，多为肾气亏损，下元不固；小便频数，急痛，多为湿热下注，膀胱气化不利之证；小便刺痛，淋漓不尽，或尿中夹有砂石多为石淋之证。

7. 问胸腹　胸闷哮鸣，喘促不安，为痰阻肺络，如哮喘；胸痛发热，咳嗽气促，可为肺炎喘嗽；脘腹饱胀，多为伤食积滞；腹痛隐隐，以脐周为主，见于蛔虫病。此外，小儿剧烈腹痛，须注意发生外科疾病的可能。

8. 问睡眠　小儿睡眠总以安静为佳，年龄越小，睡眠时间越长。烦躁少睡，盗汗发稀，多为佝偻病；睡眠不安，肛门瘙痒，多为蛲虫证。昏睡、嗜睡，在温病时多为邪入心包，或痰蒙清窍。

9. 问个人史　小儿的个人史包括生产、喂养、发育、预防接种史等。生产史要问清胎次、产次，是否足月产、顺产或难产，以及接生方式、出生地点、出生状况、孕期母亲的营养和健康情况等。喂养史包括喂养方式和辅食添加情况，是否已断奶和断奶后的情况等。对于年长儿，还应问饮食习惯，现在的食物种类和食欲等。发育史包括体格和智力发育，如坐、立、语、行等开始的时间，出牙和囟门闭合的时间。已入学的儿童还应了解学习情况，以推测智力发育情况。预防接种史主要询问接种疫苗种类、接种时间、不良反应等。此外，还应询问有无哮喘、血友病、智力低下等遗传性疾病。

四、切诊

切诊包括脉诊和按诊两个方面。

1. 脉诊　正常小儿脉象平和，较成人软而稍数，年龄越小，脉搏越快。若以呼吸定脉率，成人为一息四至，而小儿则在一息六至左右。如按成人正常呼吸定息计算：新生儿一息七八至(120～140 次/min)，1 岁一息六七至(110～120 次/min)，4 岁一息六至(110 次/min)，8 岁一息五至(90 次/min)，12 岁以上与成人接近，一息四五至(76～80 次/min)。如脉搏较正常快则为数脉,不足则为迟脉。小儿寸口脉位短,切脉常采用一指定三关的方法,即医者用食指或拇指同时按寸、关、尺三部,并应取轻、中、重三种不同指力来体会脉象的变化。

小儿主要有浮、沉、迟、数、有力、无力六种基本病理脉象,用以辨别疾病的表里、寒热、虚实。一般来说,浮而有力为表实证,浮而无力为表虚证,沉而有力为里实证;沉而无力为里虚证。迟而有力为实寒证,迟而无力为虚寒证;数而有力为热证,数而无力为虚热证。其他病脉可有:小儿腹痛或惊风多见弦脉;心阳不足或心气受损多见结代脉;失血为芤脉;气血不足或湿邪较盛可见濡脉;内有痰湿或食滞可见滑脉。

2. 按诊　主要包括按压和触摸头囟、颈腋、四肢、皮肤、胸膜等。囟门凹陷可见于泻甚脱水;囟门高凸,见于火热内盛;囟门迟闭,前囟宽大,头缝开解,见于解颅;颈项腋下结节肿大,发热压痛,见于痰毒;颈项结节大小不等,连珠成串,质地坚硬,推之不动,则为瘰疬;胸骨高突为“鸡胸”;脊柱高突,按之不痛,则为“龟背”;胸胁触及串珠,二肋外翻,多见于佝偻病;虚里搏动太强,节律不匀,属宗气外泄;虚里搏动微弱,触之不明显,为宗气内虚;虚里搏动过速,伴有喘急,为宗气不继;左胁肋下按之有痞块,为脾肿大;右胁肋下按之有痞块,为肝肿大;腹痛喜按,按之痛减,为虚痛、寒痛;腹痛拒按,按之痛甚,为里实腹痛;脐周疼痛,按之痛减,多见于蛔虫证;腹部胀满,形体消瘦,腹部青筋暴露,多为疳证;腹部胀满,叩之鼓声,多为气滞腹胀;腹部胀满,推之有液体波动,多为腹内有积水;四肢厥冷,多为阳虚;四肢挛急抽动,为惊风之征;手足心发热为阴虚内热;皮肤按之凹陷,为水肿之征;皮肤干燥松弛,为吐泻失水之征。

第三节　小儿辨证概要

辨证是将“望、闻、问、切”所获得的症状和体征信息,加以综合、归纳、整理,进行分析推理,作出判断的过程。

中医辨证的方法很多,如“八纲辨证”“脏腑辨证”“六经辨证”“卫气营血辨证”“气血津液辨证”和“三焦辨证”等。小儿推拿主要采用“八纲辨证”和“脏腑辨证”。

一、八纲辨证

八纲,即阴、阳、表、里、寒、热、虚、实八种辨证纲领的统称,可辨别病位的深浅、病邪的性质、邪正斗争的盛衰及病证类别的阴阳等。八纲辨证是分析疾病共性的辨证方法，是各种辨证的总纲。其中，阴阳作为总纲又可以概括其他六纲，即表、热、实证属阳；里、寒、虚证属阴。

小儿由于体禀"少阳"，在证候上有其自身特点。在阴阳、表里、寒热、虚实中，阳证、表证、热证、实证所占的比例明显高于成人。

（一）阳证多于阴证

1. 阴证　凡见抑制、沉静、衰退、晦暗等表现的里证、寒证、虚证，以及症状表现于内在的、向下的、不易发现的，或病邪性质为阴邪致病、病情变化较慢等均属阴证范畴。

（1）临床表现：不同疾病所表现的阴性证候不尽相同，各有侧重，一般常见为面色暗淡，精神萎靡，身重蜷卧，形寒肢冷，倦怠无力，语声低怯，纳差，口淡不渴，大便稀溏，小便清长，舌淡胖嫩，脉沉迟或弱或细涩。

（2）证候分析：精神萎靡，乏力，声低是虚证的表现。形寒肢冷，口淡不渴，大便稀溏、小便清长是里寒的表现。舌淡胖嫩，脉沉迟、弱、细涩均为虚寒之象。

2. 阳证　凡见兴奋、躁动、亢进、明亮等表现的表证、热证、实证，以及症状表现于外在的、向上的、容易发现的，或病邪性质为阳邪致病、病情变化较快等，均属阳证范畴。

（1）临床表现：不同的疾病表现的阳性证候不尽相同。一般常见的有面色红赤，恶寒发热，肌肤灼热，躁动不安，语声粗浊或骂詈无常，呼吸气粗，喘促痰鸣，口干渴饮，大便秘结且臭秽，小便短赤且涩痛，舌质红绛，苔黄黑生芒刺，脉象浮数，洪大，滑实。

（2）证候分析：阳证是表证、热证、实证的归纳。恶寒发热是表证的特征；面色红赤，躁动不安，肌肤灼热，口干渴饮为热证的表现；语声粗浊，呼吸气粗，喘促痰鸣，大便秘结等是实证的表现；舌质红绛，苔黄黑起刺，脉洪大数滑实均为实热之征。

钱乙有"小儿纯阳，无烦益火"之说。阴阳为八纲之总纲，凡病须先辨明阴阳，以便用药、施术补偏救弊。儿科病证，每多新病，由阴阳偏盛偏衰而致，小儿患病之后往往以阳证居多。

（二）表证多于里证

1. 表证　表证是指六淫、疫病邪气经皮毛、口鼻侵入时所产生的证候，多见于外感病的初期。表证起病急，病程短，正气抗邪于肤表浅层，以新起恶寒发热为主要表现。

表证有两个明显的特点：一是外感时邪（表证由邪气入侵人体所引起）；二是病位浅、病情轻。表证的病位在皮毛腠理，一般而言病轻易治。

（1）临床表现：新起恶风寒或恶寒发热，头身疼痛，喷嚏，鼻塞，流涕，咽喉痒痛微有咳嗽、气喘，舌淡红，苔薄，脉浮。

（2）证候分析：表证见于外感病初期阶段，发病原因为感受六淫等外邪。此即明代医家张景岳所说："表证者，邪气之自外而入者也。凡风寒暑湿火燥，气有不正皆是也。""病必自表而入者，方得谓之表证，若由内以及外，便非表证矣。"（《景岳全书·卷之入集·传忠录（上）·表证篇》）

外邪袭表，正邪相争，阻遏卫气的正常宣发、温煦功能，故见恶寒发热；外邪束表，经气郁滞不畅，不通则痛，故有头身疼痛；肺主皮毛，鼻为肺窍，皮毛受邪，内应于肺，鼻咽不利，故喷嚏、鼻塞、流清涕，咽喉痒痛；肺气失宣，故微有咳嗽、气喘；病邪在表，尚未入里，没有影响胃气的功能，舌象没有明显变化，故舌淡红、苔薄；正邪相争于表，脉气鼓动于外，故脉浮。

因外邪有六淫、疫病之异，故表证的证候表现可有差别，但一般以新起恶寒或恶寒发热并见，脉浮，内部脏腑的症状不明显为共同特征。

表证见于外感病初期，具有起病急、病位浅、病程短的特点。表证是正气抗邪于外的表现，故不能简单地将表证理解为皮肤等浅表部位的病变，也不能机械地以为皮毛的病变一定就是表证。

2. 里证　里证是疾病深在于里（脏腑、气血、骨髓）的一类证候，它与表证相对而言，多见于外感病的中、后期或内伤疾病。里证的成因大致有三种情况：一是表邪内传入里，侵犯脏腑；二是外邪直接侵犯脏腑；三是七情刺激，饮食不节，劳逸过度等因素损伤脏腑，引起功能失调，气血逆乱。

里证的范围甚广，除了表证以外，其他亚健康状态和疾病都可认为是里证。里证的特点也可归纳为二点：一是病位深，二是里证的病情一般较重。

（1）临床表现：里证病因复杂，病位广泛，症状繁多，常以或寒或热，或虚或实的形式出现。其内容于之后的辨证内容中详述，现仅举几类常见症脉分析如下：壮热恶热或微热潮热，烦躁神昏，口渴引饮，或畏寒肢冷，蜷卧神疲，口淡多涎。大便秘结，小便短赤或大便溏泄，小便清长，腹痛呕恶，苔厚脉沉。

（2）证候分析：以上所列仅是寒热虚实各里证中可能出现的一些常见症状。就热寒象看，里证当是但热不寒或但寒不热，热可以是壮热恶热，微热潮热。壮热恶热是热邪入里，里热炽盛所致；微热潮热常见于内伤阴虚，虚火上炎。寒象表现为畏寒，得衣被可以缓解，此乃机体自身阳气不足或寒邪内侵，损伤阳气，阳虚生寒的结果。烦躁神昏是实热扰乱心神的表现;口渴引饮、小便短赤是实热耗伤津液所致。大便秘结是热结肠道,津液枯竭,传导失司所致。阳气不足者多见蜷卧神疲;虚寒者多见口淡多涎;脾虚不运者可见大便溏泄。腹属阴,为脏腑所居之处,故腹部症状多见腹痛呕吐,便秘溏泄,小便短赤或清长。这些腹部症状均是里病的标志。苔厚脉沉均为疾病在里之征。

由于小儿肌肤嫩薄,卫外功能较差,加之寒暖不知自调,易受外邪伤害,所以小儿表证居多。不少儿科疾病多由感冒进一步发展而来,所以又常见表证未已,里证已起的表里俱病之证。

(三)热证多于寒证

1. 寒证　寒证是疾病本质属于寒性的证候。可以由感受寒邪而致,也可以由机体自身阳虚阴盛而致。

由于寒证的病因与病位不同,又可分为几种不同的证型。如感受寒邪有侵犯肌表,有直中内脏,故有表寒、里寒之别。内寒的成因有寒邪入侵或自身阳虚,故又有实寒、虚寒之分。

(1)临床表现:各类寒证的临床表现不尽一致,共有的表现常见恶寒喜暖,面色㿠白,肢冷蜷卧,口淡不渴,痰、涎、涕清稀,小便清长,大便溏稀,舌淡苔白润滑,脉迟或紧等。

(2)证候分析:阳气不足或为外寒所伤,不能发挥其温煦形体的作用,故见形寒肢冷蜷卧,面色㿠白。阴寒内盛,津液不伤,所以口淡不渴。阳虚不能温化水液,以致痰、涎、涕、尿等排出物皆为澄澈清冷。寒邪伤脾或脾阳久虚,则运化失司而见大便溏稀。阳虚不化,寒湿内生,则舌淡苔白而润滑。阳气虚弱,鼓动血脉运行之力不足,故脉迟;寒主收引,受寒则脉道收缩而拘急,故见紧脉。

2. 热证　热证是疾病本质属于热性的证候。可以由感受热邪而致,也可以由机体自身阴虚阳亢而致。

根据热证的病因与病位的不同,亦可分别不同的证型。如外感热邪或热邪入里,便有表热、里热之别。里热中,由实热之邪入侵或自身阴虚造成,故有实热和虚热之分。

(1)临床表现:各类热证的证候表现不尽一致,常见的有恶热喜冷,口渴喜冷饮,面红目赤,烦躁不宁,痰涕黄稠,吐血衄血,小便短赤,大便干结,舌红苔黄而干燥,脉数等。

(2)证候分析:阳热偏盛,则恶热喜冷。火热伤阴,津液被耗,故小便短赤,津伤则需饮水自救,所以口渴喜冷饮。火性上炎,则见面红目赤。热扰心神,则烦躁不宁。津液被阳热煎熬，则痰涕等分泌物黄稠。火热之邪灼伤血络，迫血妄行，则吐血衄血。肠热津亏，传导失司，导致大便秘结。舌红苔黄为热证；舌干少津为伤阴；阳热亢盛，血行加速，故见数脉。

3. 真热假寒证　真热假寒是内有真热而外见假寒的证候。其产生机理是阳热内盛，阳气闭郁于内，不能布达于四末；或者阳盛于内，拒阴于外，故也称为“阳盛格阴”。根据其阳热闭郁而致手足厥冷的特点，习惯上又把它叫“阳厥”或“热厥”。其内热愈盛则肢冷愈严重，即所谓“热深厥亦深”。其表现为手足冷、脉沉等，似属寒证，但四肢冷而身热，不恶寒反恶热，脉沉数而有力，更见烦渴喜冷饮，咽干，口臭，谵语，小便短赤，大便燥结或热痢下重，舌质红，苔黄而干等症状。这种情况的手足厥冷、脉沉就是假寒的现象，而内热才是疾病的本质。

(1)临床表现：四肢凉，甚至厥冷，神识昏沉，面色紫暗，脉沉迟。身热，胸腹灼热，口鼻气灼，口臭息粗，口渴引饮，小便短黄，舌红苔黄而干，脉有力。

(2)证候分析：由于邪热内盛，阳气郁闭于内而不能布达于外，故表现出四肢凉(甚至厥冷)、脉沉迟等类似阴证的假寒现象；邪热内闭，气血不畅，故见神识昏沉、面色紫暗；热邪内蕴，伤津耗液，故见身热，胸腹灼热，口鼻气灼，口臭息粗，口渴引饮，小便短黄，舌红苔黄而干，脉有力等实热证的表现。

小儿具有“易寒易热”的病理特点。但由于小儿阳气偏盛，感邪之后易从火化，临床所见以热证居多。正如《河间六书》云：“大概小儿病在纯阳，热多冷少也。”热多冷少，并非无寒证。目前，冷饮、空调的普遍使用，小儿往往又贪凉过度。因此，寒伤阳气之寒证日渐增多。同时，由于小儿病后传变迅速，易寒易热，寒热证之间常相互转化。寒热错杂证临床亦常可见，所以临证之时应仔细分辨寒热，而不应一味强调少儿“阳气偏盛，热病居多”而导致辨证失当。

临床小儿多见表里同病，寒在表、热在里的一种证候。常见于本有内热又外感风寒，或外邪传里化热而表寒未解的病证。例如，恶寒发热，无汗，头痛身痛，气喘，烦躁，口渴，脉浮紧即是寒在表而热在里的证候。

(四)常虚实夹杂

1. 虚证　虚证是人体正气虚弱的各种临床表现的病理概括。虚证的形成有先天不足，后天失养和疾病耗损等多种原因。

(1)临床表现：各种虚证的表现极不一致，很难全面概括，常见的表现有面色淡白或萎黄，精神萎靡，身疲乏力，心悸气短，形寒肢冷，自汗，大便滑脱，小便失禁，舌淡胖嫩，脉虚沉迟；或为五心烦热，消瘦颧红，口咽干燥，盗汗潮热，舌红少苔，脉虚细数。

(2)证候分析:虚证病机主要表现在伤阴或伤阳两个方面。若伤阳者,以阳气虚的表现为主,由于阳失温运与固摄无权,所以见面色㿠白,形寒肢冷,神疲乏力,心悸气短,大便滑脱,小便失禁等现象。若伤阴者,以阴精亏损的表现为主,由于阴不制阳,失去濡养、滋润的功能,故见手足心热,心烦心悸,面色萎黄或颧红,潮热盗汗等。阳虚则阴寒盛,故舌胖嫩,脉虚沉迟;阴虚则阳偏亢,故舌红干少苔,脉细数。

2. 实证 实证是人体感受外邪或体内病理产物堆积而产生的各种临床表现的病理概括。实证的成因有两个方面:一是外邪侵入人体,二是脏腑功能失调,以致痰饮、水湿、瘀血等病理产物停积于体内。随着外邪性质的差异,病理产物的不同,可出现各自不同的证候表现。

(1)临床表现:由于病因不同,实证的表现极不一致,常见的表现为发热,腹胀痛拒按,胸闷,烦躁,甚至神昏谵语,呼吸气粗,痰涎壅盛,大便秘结,或下痢脓血,里急后重,小便不利,淋漓涩痛,脉实有力,舌质苍老,舌苔厚腻。

(2)证候分析:邪气过盛,正气与之抗争,阳热亢盛,故发热;实邪扰心,或蒙蔽心神,故烦躁,甚则神昏谵语;邪阻于肺,则宣降失常而胸闷,喘息气粗,痰盛者尚可见痰声漉漉。实邪积于肠胃则腑气不通,大便秘结,腹胀满痛拒按。湿热下攻,可见下痢脓血,里急后重,水湿内停,气化不得,所以小便不利;湿热下注膀胱,致小便淋漓涩痛。邪正相争,搏击于血脉,故脉盛有力。湿热蒸腾则舌苔多见厚腻。

小儿具有"易虚易实"的病理特点。虚实之间,易于转化。临床常见"虚中夹实""实中夹虚"之"虚实夹杂"证。但由于小儿感受外邪与乳食内停的情况较多,虚实之间往往以实证更为多见。临证之时应详细审察,分清虚实。

二、脏腑辨证

脏腑辨证是运用脏腑学说的理论,对小儿所出现的症状、体征进行分析归纳,以辨明证候所属脏腑及其寒热虚实、邪正盛衰的变化。脏腑辨证是中医辨证体系中的重要组成部分,是小儿推拿的基础。

小儿脏腑娇嫩,无论外感、内伤,均易导致脏腑失调;另外,小儿脏腑的生理特点决定其在发病和病证表现与成人有着明显差异,所以脏腑辨证是儿科临床诊断的重要方法。脏腑病变大多是内脏机能失调的反映,因此临床应用时应根据脏腑的生理功能和病理变化来分析辨别。由于脏腑间及脏腑与各组织器官间是相互联系的统一整体,在病变过程中可相互影响。因此,脏腑辨证一定要从整体观念出发，不仅要考虑一脏一腑的病理变化，还要注意到脏腑间的互相联系和影响。

（一）肺与大肠

1. 肺病辨证　肺的生理功能是主一身之气，司呼吸，主宣降，通调水道，主治节。内与大肠相表里，外合皮毛，开窍于鼻。小儿肺常不足，易感受风、寒、燥、热等外邪，使呼吸功能异常。肺的常见病证是感冒、咳嗽、哮喘、肺炎、咳痰、咽喉肿痛、胸痛等；肺的病证有虚实之分，实证多因外感引起，虚证多因肺气不足而致。

（1）肺气虚：多因久咳耗伤肺气，渐至肺气虚弱，或因心、肝、肾气亏虚所致。

临床表现：咳嗽无力，痰多清稀，喘促气短，动则喘甚，神疲乏力，懒言音低，怕冷或自汗，易于感冒，面色白，舌质淡，苔薄白，指纹淡，脉虚弱等。

（2）肺阴虚：多由久咳损伤肺津或劳损所致。

临床表现：咳嗽无痰，或痰少而黏，或痰中带血，潮热盗汗，午后颧红，手足心热，夜眠不安，口干咽燥，或声音嘶哑，大便干结，舌红，少苔乏津，指纹红滞，脉细数。

（3）风寒束肺：多由风寒束表，肺气闭郁，失于宣降所致。

临床表现：咳嗽声重有力，吐痰稀白，恶寒发热，头痛身热，鼻塞流涕，舌苔薄白，脉浮紧。

（4）寒饮伏肺：患儿素有咳嗽，内有伏饮，复感寒邪，引动水饮上逆，而致肺气失宣。

临床表现：咳嗽，痰涎稀白、量多，背寒怕冷，甚则气喘，不得平卧，或伴恶寒发热，头痛，鼻塞、流清涕，苔白滑，指纹淡，脉浮紧或弦。

（5）风热犯肺：由外感风热之邪侵犯肺卫，肺失宣降所致。

临床表现：咳嗽，痰黄稠黏，咽红肿疼痛，发热微恶风寒，鼻流黄浊涕，口渴，舌边尖红，苔薄白或微黄，指纹淡红，脉浮数。

（6）痰热壅肺：因温热犯肺，灼津酿痰，或痰湿壅肺，蕴郁化热，使肺气不得宣降所致。

临床表现：咳嗽气喘，痰黄稠带血，胸痛，鼻扇，身热，口干苦，舌红，苔黄腻，指纹紫红而滞，脉滑数。

（7）燥邪犯肺：多因秋令之季，感受燥邪，耗伤肺津，肺失肃降所致。

临床表现：干咳无痰，或痰少不易咯出，色黄黏稠，或痰中带血，胸痛，口燥咽干，舌红，苔薄黄、少津，指纹紫红，脉细数。

2. 大肠病辨证　大肠有传导和排泄功能，把由小肠输送而来的剩余精微和水分进行再吸收，并将糟粕从肛门排出。因此大肠的病变主要表现为大便异常，不外便秘和泻痢。一般而言，肠热则秘，肠寒则泻；但亦有因热而泄或因寒而秘者。大肠的病变，亦有虚实之分。虚证有大肠津亏和肠虚滑脱，实证有大肠热结和大肠湿热。肺与大肠通过经络的联系构成表里关系，可以相互影响。

(1)大肠津亏：多因素体阴亏，或久病伤阴，或热病后津液未复，或汗多伤阴，而导致津液不足，不能濡润大肠。

临床表现：大便秘结干燥，难于排出，或数日一便，常伴有口臭，咽干，舌红少津，指纹红滞，脉细。

(2)肠虚滑脱：多因久泻、久痢而致大肠气虚，损伤脾胃，固摄无权所致。

临床表现：大便失禁，或大便随矢气而下，便后脱肛，腹痛绵绵，喜按，舌淡苔薄，指纹淡，脉濡细。

(3)大肠湿热：多由夏秋季节暑湿之邪犯于脾胃，或因饮食不洁，损伤脾胃，致湿热蕴结大肠。

临床表现：腹痛即泻，或暴注下泄，粪色黄绿或黄褐，气秽酸臭，或痢下脓血黏液，里急后重，发热口渴，肛门灼热，小便短赤，舌红，苔黄腻，指纹青紫或紫滞，脉滑数。

(4)大肠热结：多由高热蒸迫，耗伤肠道津液所致。

临床表现：大便秘结，或便下臭秽，肛门灼热肿痛，小便短赤，唇焦口燥，舌红，苔黄燥，指纹紫红而滞，脉数。

(二)脾与胃

1. 脾病辨证　脾胃共处中焦，经脉互为络属，具有表里关系。脾脏主饮食的消化和吸收，运化水谷，统摄血液，为气血生化之源，同时还有主管肌肉、四肢等功能；在窍为口，其华在唇，在液为涎。脾喜燥恶湿。脾的病理变化多表现在运化和统摄的功能失常。所以脾病主要症状为：厌食，腹胀，肠鸣泄泻，流涎，形体消瘦，脱肛等。脾的病证有虚实的不同，临床上以虚证为多，大多由脾气虚所致，实证则多由湿邪困阻而成。这与小儿的生理特点“脾常不足”有关。

(1)脾气虚：素体虚弱或饮食失调，或久泻久痢致中气不足，升清运化功能失司所致。

临床表现：面白神疲，不思饮食，食后脘腹胀满，倦怠乏力，形体消瘦自汗，泄泻色白而无秽臭，久痢脱肛，食后即泻，睡卧露睛，舌淡或舌体胖嫩，指纹淡隐，脉细弱。

(2)脾阳虚:由脾气虚发展而来,或过食生冷,或误用下法,伤及脾阳所致。

临床表现:面色苍白,食欲不振,口泛清水,脘腹胀痛,喜温喜按,形寒肢冷,四肢不温,肠鸣便溏,久泻久痢,小便清长或尿少,形体消瘦,舌淡苔白,指纹淡隐,脉缓沉细。

(3)寒湿困脾:多因贪凉饮冷,过食生冷瓜果,以致寒湿停滞于中焦,而致中阳内困。

临床表现:面色萎黄,恶心呕吐,胸脘胀闷,口淡不渴,头身困重,大便溏薄或泄泻,小便短少,舌苔白腻,或舌体胖,舌边有齿痕,指纹淡,脉濡或迟。

(4)湿热困脾:由于感受湿热之邪,或因饮食不节或过食肥甘,酿成湿热所致。

临床表现:脘腹胀满,不思饮食,身重体倦,恶心呕吐,口干味苦,泄泻酸臭,肛门发红,面目肌肤发黄,或见肌肤发痒,或见湿疹,身热起伏,汗出不解,小便黄少,舌苔黄腻,脉濡数。

2. 胃病辨证　胃具有受纳和腐熟水谷的功能,喜润恶燥,胃气宜降,以通为用。因此胃的病变主要是升降失常,使胃气上逆和消化不良等。表现为饮食不振,恶心呕吐,嗳气吐酸,胃脘疼痛,嘈杂易饥,便秘等症状。胃病常有虚实之分,虚证有胃阳虚亏和胃阴不足证,实证则常有胃火炽盛和食滞胃脘。

(1)胃热:多因过食辛辣、肥甘厚味的食物,蕴而化热,或热邪内犯,致中焦胃火炽盛。

临床表现:胃脘灼痛,嘈杂易饥,恶心呕吐,泛酸,口疮,口气热臭或齿龈肿痛,唇赤舌红,苔黄,指纹紫红显露,脉滑数。

(2)胃寒:多因过食生冷,感受寒邪,或素体胃阳不足,虚寒内生而致。

临床表现:胃脘隐痛,饥则甚,食则缓,喜温喜按,口泛清水,舌淡苔白,指纹青紫,脉迟。

(3)胃阴虚:常因热病后期,化火耗伤阴液,而致胃阴亏虚。

临床表现:嘈杂易饥,胃脘疼痛,不思饮食,低热便秘,舌红,苔少或无苔,脉细或细数。

(4)食滞胃脘:饮食不节,食入过多,食滞于胃所致。

临床表现:脘腹胀满疼痛,拒按,嗳气酸腐,不欲饮食,恶闻食味,恶心呕吐,大便稀薄,矢气臭秽,舌苔厚浊,脉滑。

(三)肝与胆

1. 肝病辨证　肝主疏泄,主藏血,主风,主惊,主筋,喜条达,开窍于目,其华在爪,体阴而用阳。肝与胆相表里,其经脉绕耳。肝的病理变化多表现在疏泄失常、筋脉不利、易惊等。小儿的生理特点是肝(阳)常有余,而阴常不足。因此临床上小儿肝病的主要症状有急躁、抽搐、出血、疝气、头痛、耳目疾患等,以实证居多。而口苦、惊悸、发黄、呕吐、易惊少眠等多与胆有关。

(1)肝血不足:多因失血过多或久病耗伤肝血,或生血不足所致。

临床表现:面色萎黄,头晕头痛,目睛干涩,视物模糊,或成雀盲,口干咽燥,少寐多梦,颧红盗汗,或低热不退,爪甲不荣,唇舌色淡,脉沉细。

(2)肝气郁结:因肝失条达,疏泄无权,气机不畅所致。

临床表现:情绪不稳,烦躁易怒,脘腹胀痛,纳少,大便溏结不调,两胁胀痛或窜痛,喜嗳气叹息,咽部有异物感,苔薄白,脉弦,指纹青。

(3)肝火上炎:因肝气郁而化火,或肝经蕴热所致。

临床表现:面红目赤,头痛眩晕,耳鸣耳聋,急躁易怒,胁肋灼痛,口苦咽干,甚则吐血,衄血,舌红苔黄,指纹青紫显现,脉弦数有力。

(4)肝经湿热:多因肝胆之热与脾湿下注,湿郁化热所致。

临床表现:恶心呕吐,口苦,厌食,腹胀,大便不调,小便深黄,巩膜皮肤发黄,色泽鲜明,舌红苔黄腻,指纹红,脉弦数或弦滑。

(5)寒凝肝脉:因寒邪侵犯肝经,气血凝滞,肝失疏泄,络脉不利所致。

临床表现:少腹冷痛,遇寒更甚,得温则减,畏寒肢冷,呕吐清涎,舌苔白滑,指纹青而滞,脉弦沉或沉迟。

(6)肝风内动:因肝血不足,血虚生风导致的证候,属虚证;因火盛阳亢,热极生风导致的证候,属实证。

临床表现:血虚生风证见肢体麻木,或手指蠕动,肌肉瞤动,舌淡苔白,指纹淡隐,脉细弱。热极生风证见高热,神志昏迷,抽搐,两目上翻,颈项强直,四肢挛急,甚则角弓反张,舌红,指纹紫红,脉弦数。

2. 胆病辨证　胆附于肝,贮藏和输送胆汁,有帮助消化和协助肝气疏泄的功能。胆与人的情志有关,胆的病变,以实证居多,常见口苦发黄、胸胁满闷、惊悸、失眠等。

(1)胆郁痰扰:因情志不遂,胆气郁滞,痰浊上扰,胆失疏泄所致。

临床表现:头晕目眩,口苦呕恶,心烦不寐,胸闷喜叹息,舌苔黄腻,指纹紫滞,脉弦滑。

(2)胆经湿热:因脾胃运化失司,湿热内生,蕴于肝胆,致使肝胆疏泄不利所致。

临床表现：胁肋胀痛，恶心呕吐，厌油腻，食少，腹胀，或往来寒热，目肤鲜黄，尿少黄赤，舌边红，苔黄腻，指纹紫，脉弦数。

（四）心与小肠

1. 心病辨证　心主血脉，藏神，其华在面，开窍于舌。心的病理变化多表现在血脉和神志方面的异常，所以，心的病变主要表现为精神障碍、心悸、气短、失眠等。心的病证分虚实两类：虚证多由心脏或全身的阴、阳、气血不足引起，实证则与痰、瘀、火、热等有关。临床上亦可见本虚标实的证候。

（1）心阳虚：多因久病体虚，或暴病伤阳，禀赋不足所致。

临床表现：心悸，气短，动则加重，形寒肢冷，面色苍白或滞暗，嗜睡易醒，自汗，舌淡胖嫩，指纹淡红，脉细弱。

（2）心阴虚：血的生化之源不足，或继发于失血之后，或因热病伤阴，或因七情内伤，暗耗阴血所致。

临床表现：心悸，易惊，健忘，失眠，多梦，颧红低热，五心烦热，盗汗，口干咽燥，舌质红少津、少苔或无苔或剥脱苔，指纹红，脉细数。

（3）心火上炎：因六淫之邪内侵，郁而化火，或过食温补之品，导致心火内炽所致。

临床表现：舌尖红赤破溃，五心烦热，面红，口渴，或心烦不寐，狂躁不安，神昏谵语，若心火移热于小肠，则小便黄赤，淋漓刺痛，或见尿血，舌红黄，指纹紫，脉数。

（4）痰火扰心：因气郁化火，炼液成痰；或痰浊日久，化热化火；或外感热邪，灼津成痰，痰火扰犯心神所致。

临床表现：心烦不寐，面红发热，胡言乱语，哭笑无常，或见神志错乱，狂躁妄动，不避亲疏，打人骂人，舌红苔黄腻，指纹紫，脉滑数。

2. 小肠病辨证　小肠有分清别浊的功能，食物进入小肠后，其精华被吸收归脾，转输营养于全身；其糟粕传入大肠或渗入膀胱。小肠病的病理表现主要是清浊不分，转输障碍，亦即消化和吸收方面的病变而引起大、小便异常。所以小肠病的主要症状有腹痛、腹泻或尿频、尿赤等。小肠病证亦有虚实之分，虚证为小肠虚寒，实证为小肠实热。

（1）小肠虚寒证：多因饮食不节，损伤脾胃，迁延日久，寒郁不解，滞于肠道，而导致小肠功能失调。

临床表现：小腹隐痛，喜温喜按，肠鸣腹泻，小便频数而不利，舌淡苔薄白，指纹淡伏而滞，脉细缓。

(2)小肠实热证:多因心热下移于小肠,而导致小肠里热炽盛。

临床表现:心烦口渴,或发热,或口舌生疮,咽喉疼痛,小便赤涩,尿急尿痛,小腹坠痛,舌红苔黄,指纹红紫,脉弦数。

(五)肾与膀胱

1. 肾病辨证 肾为先天之本,藏精,主骨生髓,纳气,其华在发,开窍于耳及二阴。肾藏元阴元阳,只宜固藏不宜耗泄。肾又是阴精和阳气之根本,为生殖、发育的根源,主水液的平衡,因此肾的病理变化主要表现为肾精闭藏的失职,水液代谢的失调,生长发育的异常和气不摄纳等。肾病的主要症状有:头晕耳鸣,健忘失眠,遗尿,小便清长或短少,五更泄泻,完谷不化等。

(1)肾阳虚:多由素体阳虚,或久病伤肾,导致肾阳虚衰。

临床表现:腰膝酸软而痛,畏寒肢冷,尤以下肢为甚,头晕目眩,精神萎靡不振,面色淡白,听力下降,或大便久泻不止,完谷不化,五更泄泻或肢体浮肿,小便频,色清,舌淡苔薄白,脉细弱。

(2)肾阴虚:多由久病伤及肾阴,或禀赋不足,或过食温燥伤阴之品,而导致肾阴不足。

临床表现:腰膝酸痛,头晕耳鸣,失眠健忘,形体消瘦,潮热盗汗,五心烦热,伴有口渴,咽干颧红,大便干,小便黄,舌红少苔,脉细数。

(3)肾精亏损:多由禀赋不足,先天发育不良,或后天调养失宜,或久病伤肾,而导致肾精不足。

临床表现:发育迟缓,身材矮小,智力迟钝,动作迟缓,囟门迟闭,骨骼痿软,形体消瘦,体倦喜卧,活动无力,面色苍白,舌淡苔白。

(4)肾虚水泛:多由肾阳衰微,不能温化水液,而导致水液排泄障碍,水湿泛滥。

临床表现:周身浮肿,下肢为甚,按之凹陷,腰重酸痛,腹满膨胀,小便短少、不利,舌淡苔白,脉细。

(5)肾气不固:多由年幼肾气未充,或久病伤肾,导致肾气亏虚,固摄无权。

临床表现:小便频数而清长,夜尿多,甚至遗尿,或失禁,尿后余沥不尽,伴有面色苍白,神疲乏力,腰膝酸软,舌淡苔白,脉沉细而弱。

(6)肾不纳气:多由久病喘咳,肺虚及肾,导致肾气虚衰,气不归元。

临床表现:久病喘咳,呼多吸少,气不得续,动则喘息加重,自汗神疲,面色淡白,或见痰鸣,小便常随咳嗽而出,舌淡苔白,脉沉细而弱。

2. 膀胱病辨证 膀胱具有贮尿和排尿的作用,其病变主要反映在小便异常方面，膀胱多湿热证，常见症状为尿频、尿急、尿痛等。

(1)膀胱湿热：多因感受湿热之邪，或饮食不节，湿热内生，下注膀胱，而致湿热蕴结于膀胱。

临床表现：尿频尿急，尿道灼痛，尿黄赤短少，或见血尿，或尿中夹有砂石，并伴有小腹胀痛，舌红苔黄腻，脉滑数。

(2)膀胱虚寒：多因肾气不固，或肾阳不足，不能温化水气所致。

临床表现：小便频数色清，或小便淋漓失禁，或周身浮肿而小便短少，舌淡苔白，脉虚弱。

第四章　小儿推拿基本知识

小儿推拿基本知识主要包括小儿推拿常用穴位及常用手法。小儿推拿穴位除包含有十四经穴、经外奇穴、阿是穴之外，还有相当部分穴位属于小儿推拿特定穴。小儿推拿特定穴位的取穴方法同经络学说中取穴方法一样，即按体表标志、骨度分寸、指量法取穴。《幼科推拿秘书》说："屈小儿中指节，度之为寸，折半为五分，非分寸之谓也。"小儿推拿穴位有其特殊的定位及独特的作用，决定了在推拿操作时有特殊的操作手法。大多数穴位有其固定的操作过程，以手法名称加穴位名称构成小儿推拿特定的"操作名"，如"旋推脾经""按揉足三里"等。此外，小儿推拿的补泻与手法的次数(时间)、疗程、强度(轻重)、频率(速度)及方向等因素密切相关。

第一节　常用穴位

本节按人体不同部位介绍小儿推拿的常用经穴、奇穴、特定穴等。

一、头面颈部推拿常用穴位

本节以经穴为主，介绍百会、天门等 14 个穴位。

1. 百会

定位　两耳尖连线与头顶正中线的交点处；或前发际正中直上 5 寸(图 4-1)。

操作　术者用拇指端按或揉，按 30～50 次，揉 100～200 次，称按百会或揉百会。

功效　安神镇惊，升阳举陷。

临床应用　常用于治疗惊风、惊痫、烦躁等症，多与清肝经、清心经、掐揉小天心等合用;用于治疗遗尿、脱肛等症,常与补脾经、补肾经、推三关、揉丹田等合用。

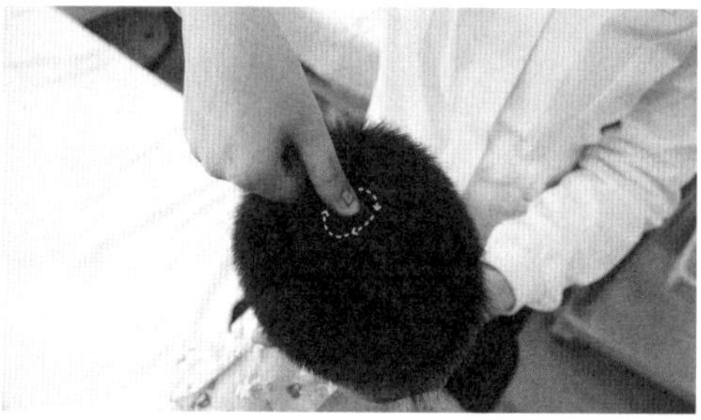

图 4-1　百会

2. 高骨(耳后高骨)

定位　耳后入发际,乳突后缘高骨下凹陷中(图 4-2)。

操作　术者用拇指或中指端揉 30～50 次,称揉高骨。用两拇指运推,运 30～50 次,称运高骨。

功效　疏风解表,安神除烦。

临床应用　常用于治疗感冒、头痛,多与推攒竹、推坎宫、揉太阳等合用。亦能治神昏烦躁等症。

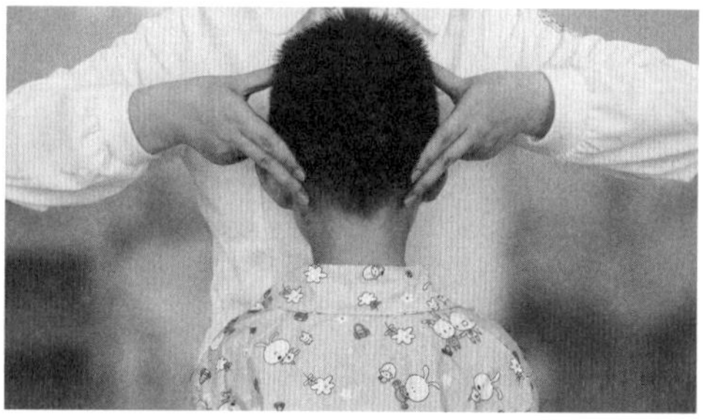

图 4-2　耳后高骨

3. 天门(攒竹)

定位　两眉中间至前发际,呈一直线。

操作　术者两拇指自下而上交替直推 30～50 次,称推攒竹,亦称开天门(图 4-3)。若自眉心推至囟门处,推 30～50 次,则称为“大开天门”。

功效　疏风解表,开窍醒脑,通鼻窍。

临床应用　常用于治疗外感发热、头痛等症,多与推坎宫、推太阳等合用;若惊惕不安、烦躁不宁,多与清肝经、按揉百会等同用。

按:体质虚弱、出汗较多、佝偻病患儿慎用。

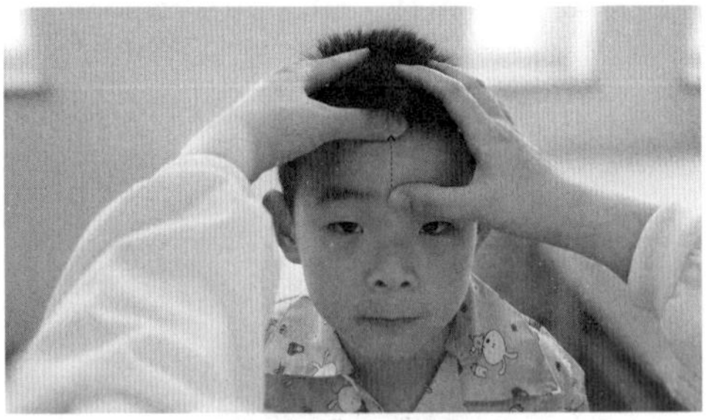

图 4-3 开天门

4. 坎宫

定位 自眉心起至眉梢成一横线。

操作 术者用两拇指自眉心向两侧眉梢做分推 30～50 次，称推坎宫(图 4-4)，亦称"分推阴阳"。

功效 疏风解表，醒脑明目，止头痛。

临床应用 常用于治疗外感发热、头痛，多与推攒竹、揉太阳等合用；若用于治疗目赤痛，多和清肝经、掐揉小天心、清天河水等同用。

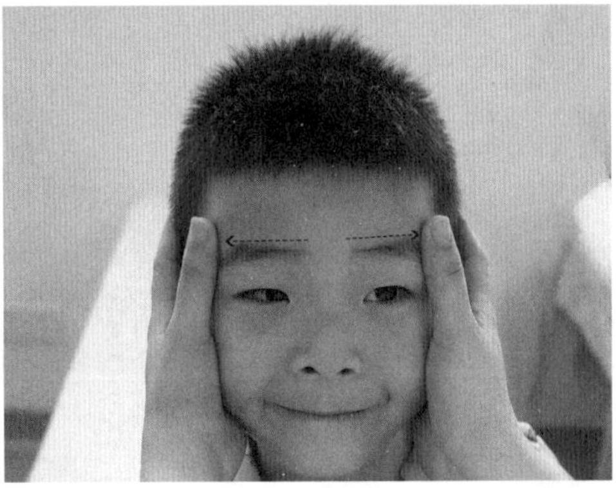

图 4-4 推坎宫

5. 眉心(印堂)

定位 两眉内侧端连线中点处(图 4-5)。

操作 术者用拇指甲在眉心处掐 3～5 次，称掐眉心；或用拇指端揉 20～30 次，称揉眉心。

功效 祛风通窍，明目醒神。

临床应用 治疗惊风，常与掐十宣、水沟、承浆等法合用；治疗感冒、头痛，常与推攒竹、推坎宫、揉太阳等相配合。

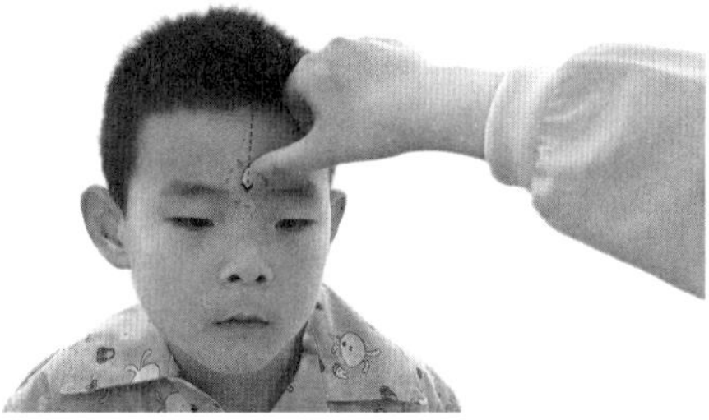

图 4-5　印堂

6. 山根

定位　两目内眦中间,鼻梁上低凹处。

操作　术者用拇指甲掐 3～5 次,称掐山根(图 4-6)。

功效　开关窍,醒目定神。

临床应用　治疗惊风、昏迷、抽搐等症,多与掐水沟、掐老龙等合用。

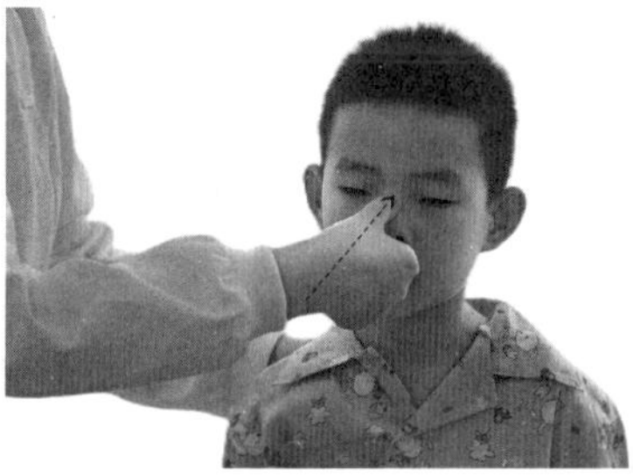

图 4-6　掐山根

7. 准头(鼻准)

定位　鼻尖端(图 4-7)。

操作　术者用拇指甲掐 3～5 次,称掐准头。

功效　祛风镇惊。

临床应用　治疗惊风与掐天庭、掐承浆同用;治鼻出血与掐上星、揉迎香合用;治昏厥与按揉内关、揉足三里合用。

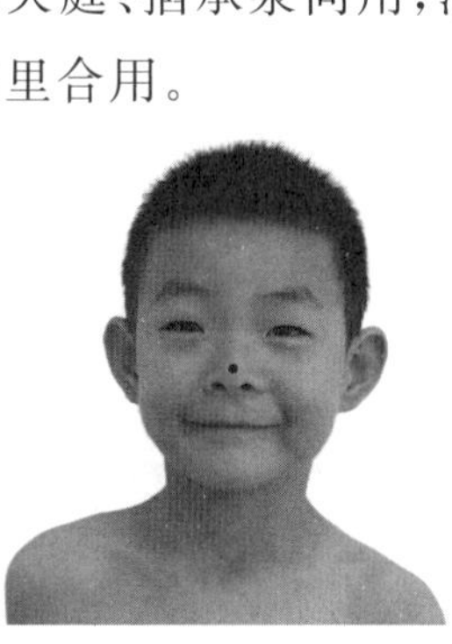

图 4-7　准头

8. 太阳

定位 眉后凹陷处(图 4-8)。

操作 术者两拇指桡侧自前向后直推 30～50 次,称推太阳;或用中指端揉 30～50 次,称揉太阳或运太阳。向眼方向运为补,向耳方向运为泻。

功效 疏风解表,清热,明目,止头痛。

临床应用 推太阳主要用于治疗外感发热。若外感表实头痛,用泻法;若外感表虚、内伤头痛,用补法。

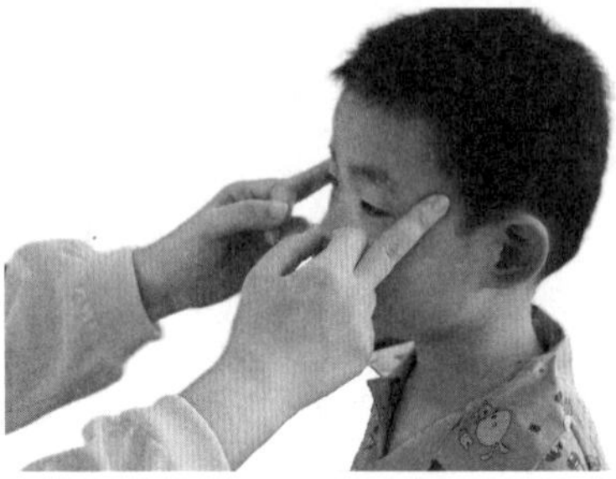

图 4-8 太阳

9. 迎香

定位 鼻翼旁开 0.5 寸,鼻唇沟中(图 4-9)。

操作 术者用食、中二指按揉 20～30 次,称揉迎香。

功效 宣肺气,通鼻窍。

临床应用 治疗感冒或慢性鼻炎等引起的鼻塞流涕、呼吸不畅,多与清肺经、拿风池等合用。

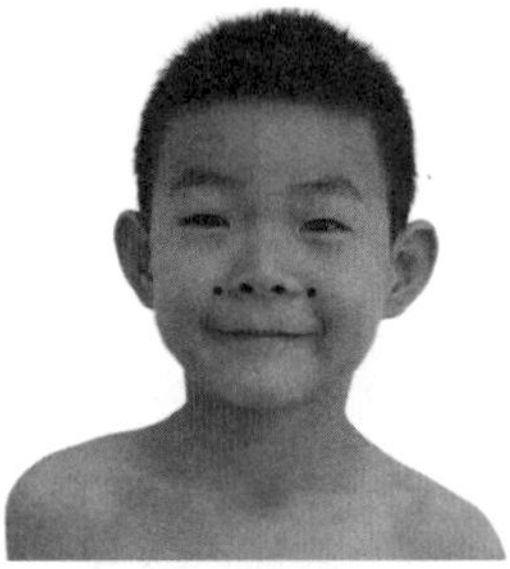

图 4-9 迎香

10. 水沟(人中)

定位 人中沟正中线上 1/3 与下 2/3 交界处。

操作 术者用拇指甲或食指甲掐之,掐 5～10 次或醒后即止,称掐水沟(图 4-10)。

功效　醒神开窍。

临床应用　常用于急救，对于不省人事、窒息、惊厥或抽搐，多与掐十宣、掐老龙等合用。

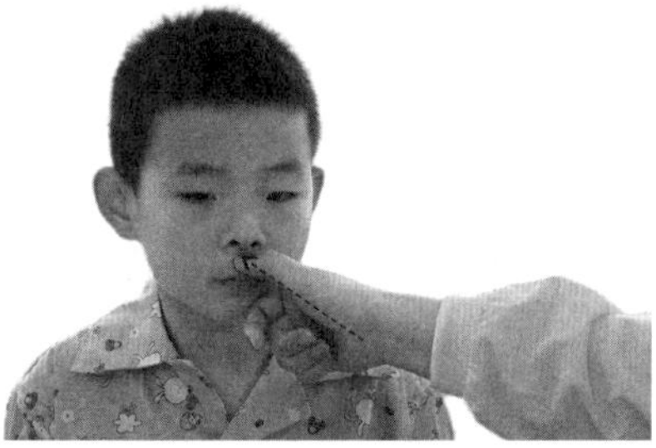

图 4-10　掐水沟

11. 牙关(颊车)

定位　下颌角前上方一横指，用力咀嚼时，咬肌隆起处(图 4-11)。

操作　术者用拇指按或中指揉，按 5～10 次，揉 30～50 次，称按牙关或揉牙关。

功效　开窍醒神，疏风止痛。

临床应用　按牙关主要用于治疗牙关紧闭，揉牙关多用于治疗口眼㖞斜。

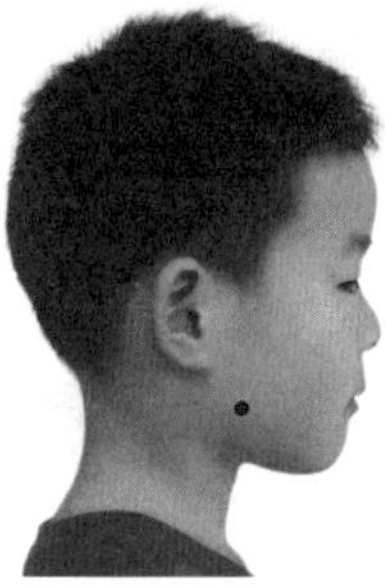

图 4-11　颊车

12. 天柱(天柱骨)

定位　项后发际正中至大椎穴，呈一直线(图 4-12)。

操作　术者用拇指或食、中指指面自上向下直推 100～300 次，称推天柱；或用汤匙边蘸水自上向下刮，刮至皮下轻度瘀血即可，称刮天柱。

功效　降逆止呕，祛风散寒。

临床应用　治疗呕恶多与横纹推向板门、揉中脘等合用；治疗外感发热、颈项强痛等症多与拿风池、掐揉二扇门等同用;治疗暑热发痧等症多用刮法,以汤匙边蘸姜汁或凉水自上向下刮至局部皮下有轻度瘀血。

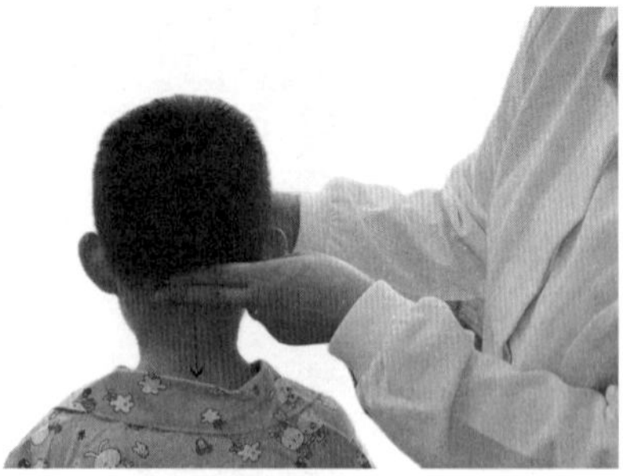

图 4-12 天柱

13. 风池

定位 后头部,乳突向后 1.5 寸,当胸锁乳突肌与斜方肌上端之间的凹陷中。

操作 用拇指与食、中两指拿 5～10 次,称拿风池;用双手食指或中指端按揉 50～100 次,称揉风池(图 4-13)。

功效 发汗解表,祛风明目。

临床应用 拿风池与开天门、推坎宫、揉太阳、掐揉二扇门合用,治疗感冒、头痛、发热无汗等病症。揉风池与眼周穴位合用,可治疗青少年近视、斜视等。

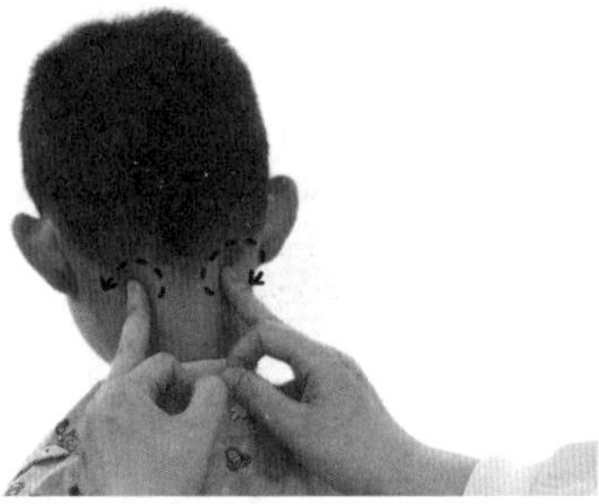

图 4-13 揉风池

14. 桥弓

定位 在颈部两侧,耳后乳突沿胸锁乳突肌至缺盆呈一直线。

操作 术者在两侧胸锁乳突肌处揉、拿、轻推,揉 30 次,轻推 50 次,拿 3～5 次(图 4-14)。

功效 活血化瘀消肿。

临床应用 用于治疗小儿肌性斜颈,常与摇颈法同用。

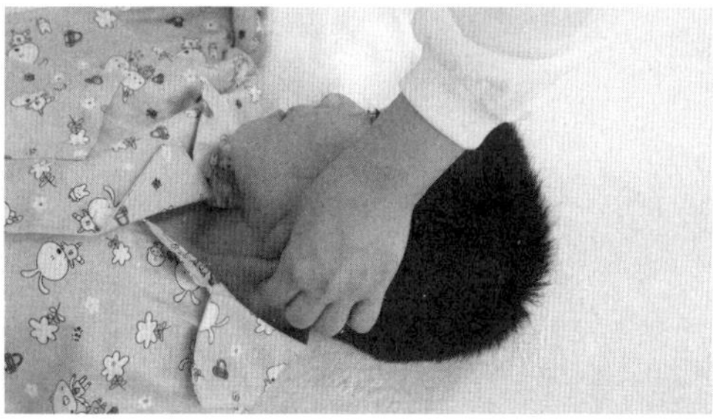

图 4-14　拿桥弓

二、上肢部推拿常用穴位

本节以特定穴为主，介绍脾经、胃经等 23 个穴位。

1. 脾经

定位　拇指末节螺纹面或拇指桡侧缘，由指尖至指根呈一直线。

操作　本法有补脾经与清脾经、清补脾经之分。

补脾经(图 4-15)：术者一手持小儿拇指以固定，另一手以拇指螺纹面旋推小儿拇指螺纹面；或将小儿拇指屈曲，以拇指端循小儿拇指桡侧缘由指尖向指根方向直推 100～500 次。

清脾经(图 4-16)：术者以一手持小儿拇指以固定，另一手以拇指从指尖向指根方向直推小儿拇指螺纹面；或一手持小儿拇指伸直以固定，另一手以拇指端自小儿拇指桡侧缘由指根向指尖方向直推 100～500 次。往返推为平补平泻，称清补脾经。

补脾经和清脾经、清补脾经统称为推脾经。

功效　补脾经：健脾胃，补气血。清脾经：清热利湿，化痰止呕。清补脾经：和胃消食，增进食欲。

临床应用　补脾经常用于治疗脾胃虚弱、气血不足所致的食欲不振、肌肉消瘦、消化不良等，常与补胃经、揉中脘、摩腹、按揉足三里等合用。清脾经常用于治疗湿热熏蒸、皮肤发黄、恶心呕吐、腹泻痢疾、食积等实证，多与清胃经、揉板门、清大肠、揉中脘、揉天枢等合用。清补脾经常用于治疗饮食停滞、脾胃不和而引起的胃脘痞闷、吞酸纳呆、腹泻、呕吐等症，多与运内八卦、揉板门、分推腹阴阳等相配合。

按：小儿脾胃薄弱，不宜攻伐太甚，一般多用补法，体壮邪实者方能用清法。

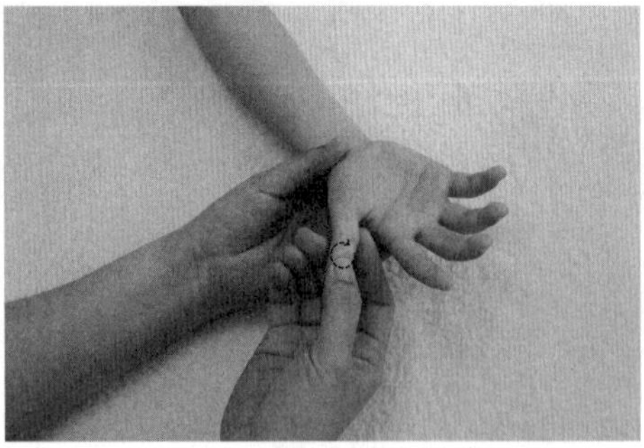

图 4-15 补脾经

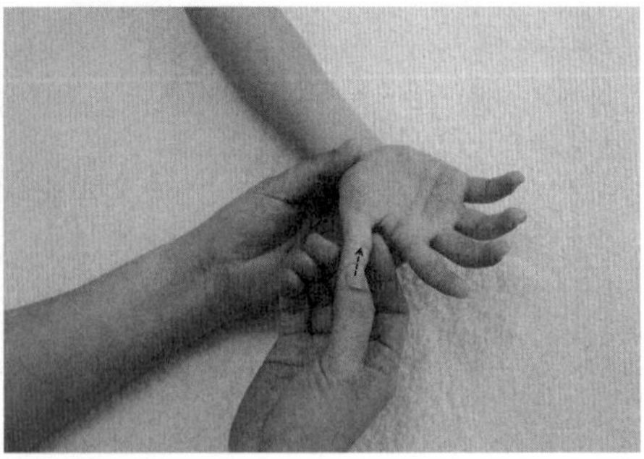

图 4-16 清脾经

2. 胃经

定位 拇指掌面近掌端第一节(图 4-17)。

操作 有补胃经与清胃经之分。

补胃经:术者一手持小儿拇指以固定,另一手以拇指螺纹面旋推小儿拇指掌面近掌端第一节 100～500 次。

清胃经:术者一手持小儿拇指以固定,另一手以拇指螺纹面沿小儿近掌端第一节从指间关节向指根方向直推 100～500 次。

补胃经和清胃经统称推胃经。

功效 补胃经:健脾胃,助运化。清胃经:清热化湿,和胃降逆,除烦止渴。

临床应用 补胃经常用于治疗脾胃虚弱、消化不良、腹胀纳呆等症,常与补脾经、揉中脘、摩腹、按揉足三里等合用。清胃经常用于治疗呕恶、脘腹胀满、发热烦渴、便秘纳呆、衄血等实证,多与清脾经、清大肠、推天柱骨、退六腑、揉天枢、推下七节骨等同用。

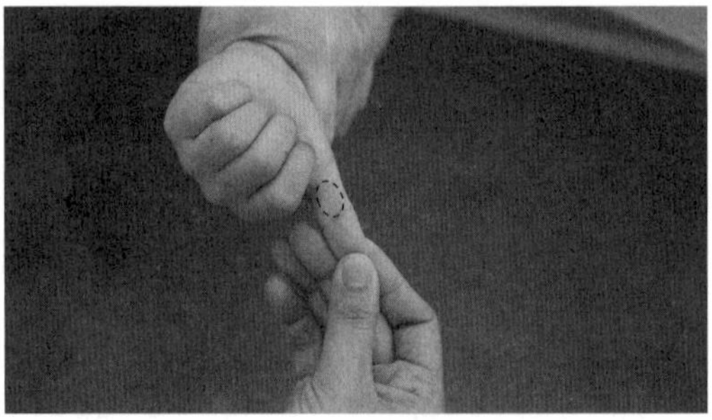

图 4-17 胃经

3. 肝经

定位 食指末节螺纹面或食指掌面,由指尖至指根呈一直线。

操作 有补肝经和清肝经之分。

补肝经：术者一手持小儿食指以固定，另一手以拇指螺纹面旋推小儿食指螺纹面；或沿整个食指掌面自指尖推向指根 100～500 次。

清肝经(图 4-18)：术者一手持小儿食指以固定，另一手以拇指端自食指尖向指根方向直推食指螺纹面；或沿整个食指掌面自指根推向指尖 100～500 次。

补肝经和清肝经统称为推肝经。

功效　平肝泻火，息风镇惊，解郁除烦。

临床应用　清肝经常用于治疗惊风、抽搐、烦躁不安、五心烦热等实证，多与掐水沟、掐老龙、掐十宣、揉小天心等合用。

按：肝经宜清不宜补，若肝虚应补时则需补后加清，或以补肾经代之，称为滋肾养肝法。

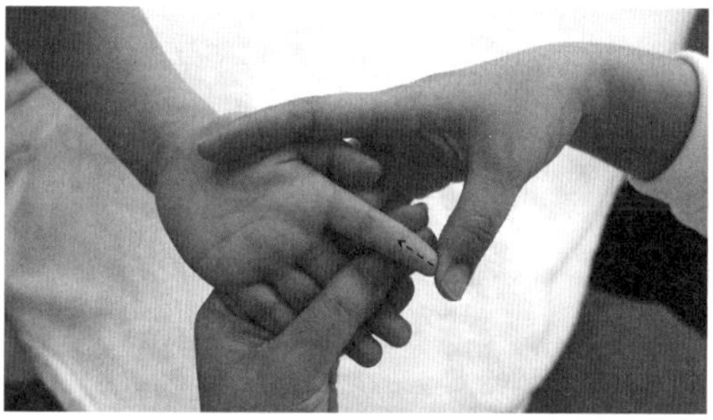

图 4-18　清肝经

4. 心经

定位　中指末节螺纹面或中指掌面，由指尖至指根呈一直线。

操作　有补心经与清心经之分。

补心经：术者一手持小儿中指以固定，另一手以拇指螺纹面旋推小儿中指螺纹面；或沿整个中指掌面自指尖推向指根 100～500 次。

清心经(图 4-19)：术者一手持小儿中指以固定，另一手以拇指指端自中指尖向指根方向直推中指螺纹面；或沿整个中指掌面自指根推向指尖 100～500 次。

补心经和清心经统称为推心经。

功效　清热，退心火。

临床应用　常用于治疗心火亢盛所致高热神昏、面赤口疮、小便短赤等，多与清天河水、清小肠等同用。

按：本穴宜用清法，不宜用补法，恐动心火之故。若气血不足而见心烦不安、睡卧露睛等症，需用补法时，可补后加清，或以补脾经代之。

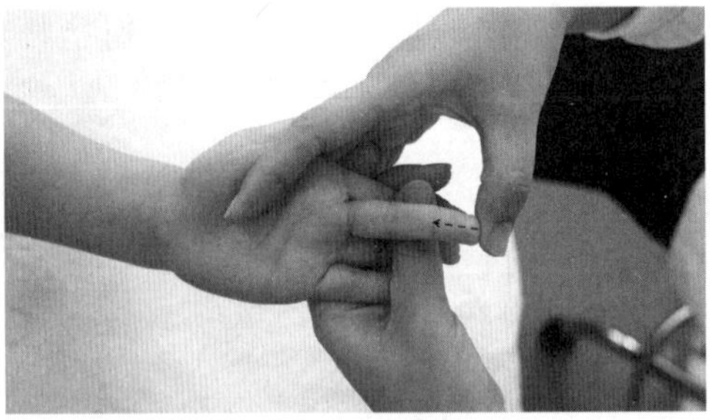

图 4-19　清心经

5．肺经

定位　无名指末节螺纹面或无名指掌面，由指尖至指根呈一直线。

操作　有补肺经和清肺经之分。

补肺经(图 4-20)：术者一手持小儿无名指以固定，另一手以拇指螺纹面旋推小儿无名指末节螺纹面；或沿整个无名指掌面自指尖推向指根 100～500 次。

清肺经(图 4-21)：术者一手持小儿无名指以固定，另一手以拇指指端自无名指尖向指根方向直推无名指螺纹面；或沿整个无名指掌面自指根推向指尖100～500 次。

补肺经和清肺经统称为推肺经。

功效　补肺经：补肺气。清肺经：宣肺清热，疏风解表，止咳化痰。

临床应用　补肺经常用于治疗虚性咳喘、遗尿、自汗、盗汗等，常与补脾经、揉二马、推三关等合用。清肺经常用于治疗脏热喘咳、感冒发热、便秘等实证，多与清天河水、退六腑、推揉膻中、运内八卦等同用。

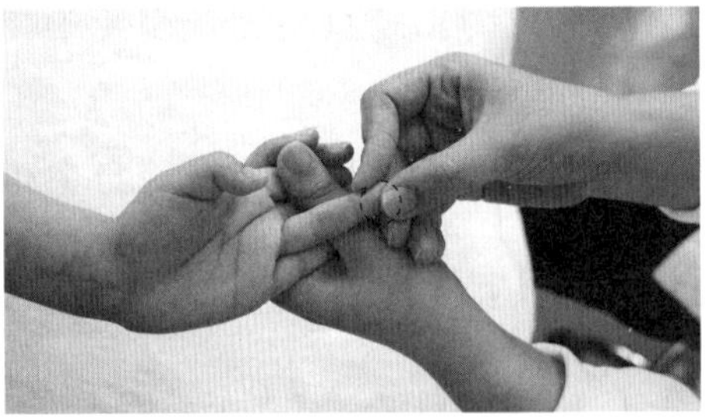

图 4-20　补肺经

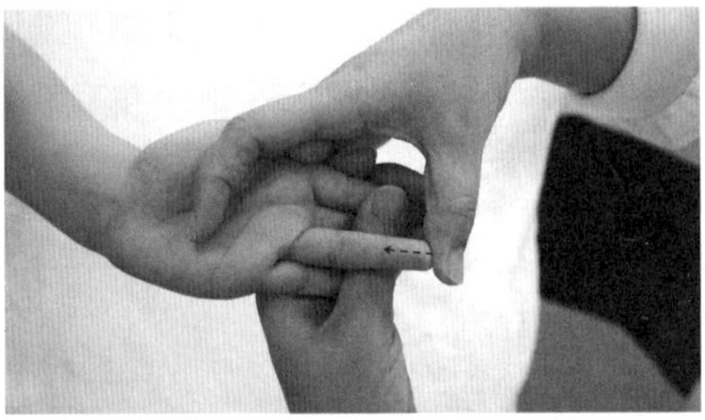

图 4-21　清肺经

6．肾经

定位　小指末节螺纹面或小指掌面稍偏尺侧，由指尖至指根呈一直线。

操作　有补肾经和清肾经之分。

补肾经(图 4-22)：术者一手持小儿小指以固定，另一手以拇指螺纹面旋推小儿小指末节螺纹面；或沿整个小指掌面自指根直推向指尖 100～500 次。

清肾经：术者一手持小儿小指以固定，另一手以拇指指端自小指指尖向指根方向直推小指螺纹面；或沿整个小指掌面自指尖直推向指根 100～500 次。

补肾经和清肾经统称为推肾经。

功效　补肾经：补肾益脑，温养下元。清肾经：清利下焦湿热。

临床应用　补肾经常用于治疗先天不足、久病体虚、肾虚久泻、多尿、遗尿、虚汗、喘息等症，多与补脾经、补肺经、揉肾俞、擦命门、捏脊等合用。清肾经常用于治疗膀胱蕴热、小便赤涩、腹泻等症，多与掐揉小天心、清小肠、推箕门等相配合。

按：肾经穴临床上多用补法，需用清法时，多以清小肠代之。

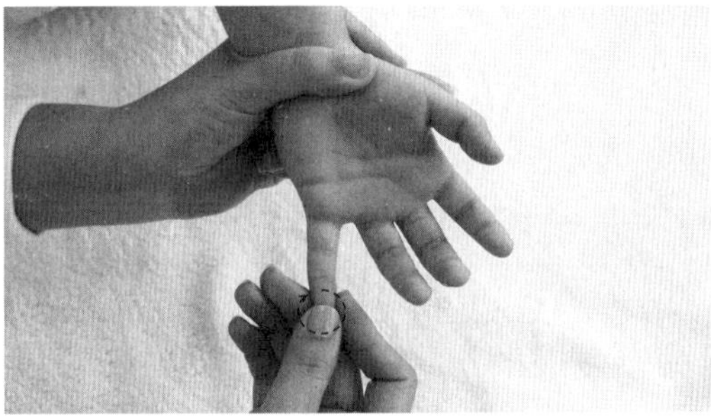

图 4-22　补肾经

7. 大肠

定位　食指桡侧缘，自食指尖至虎口呈一直线。

操作　有补大肠与清大肠之分。

补大肠（图 4-23）：术者一手持小儿食指以固定，另一手以拇指螺纹面由小儿食指尖直推向虎口 100～500 次，称补大肠。

清大肠（图 4-23）：术者一手持小儿食指以固定，另一手以拇指螺纹面由小儿虎口推向食指尖 100～500 次，称清大肠。

补大肠和清大肠统称为推大肠。

功效　补大肠：涩肠固脱，温中止泻。清大肠：清利肠腑，除湿热，导积滞。

临床应用　补大肠常用于虚寒腹泻、脱肛等病症，常与补脾经、推三关、补肾经、揉脐、分推腹阴阳、推上七节骨合用。清大肠常用于湿热、积食滞留肠道，身热腹痛，痢下赤白，大便秘结等症，常与清天河水、退六腑、分推腹阴阳、清脾经、清肺经、推下七节骨、揉龟尾等同用。

按：大肠亦称指三关，可用于小儿望诊。

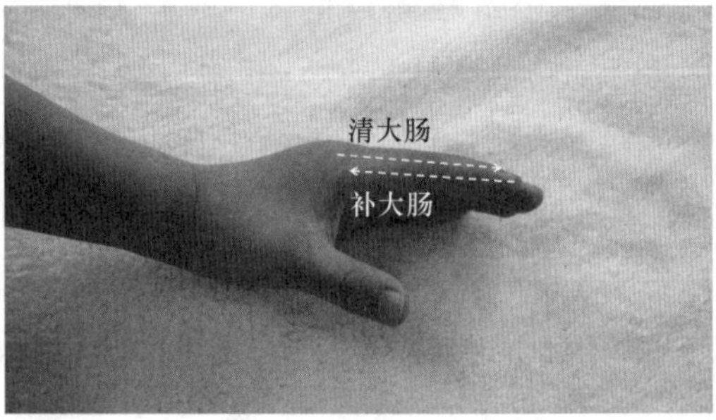

图 4-23 补大肠、清大肠

8. 小肠

定位 小指尺侧边缘，自指尖至指根呈一直线。

操作 有补小肠和清小肠之分。

补小肠(图 4-24)：术者一手持小儿小指以固定，另一手以拇指螺纹面由小儿指尖推向指根 100～500 次。

清小肠(图 4-24)：术者一手持小儿小指以固定，另一手以拇指螺纹面由小儿指根推向指尖 100～500 次。

补小肠和清小肠统称为推小肠。

功效 补小肠：温补下焦。清小肠：清利下焦湿热，泌别清浊。

临床应用 补小肠常用于下焦虚寒、多尿、遗尿，常与补脾经、补肺经、补肾经、揉丹田、揉肾俞、擦腰骶部合用。清小肠多用于小便短赤不利、尿闭、水泻等症，若心经有热，移热于小肠，配合清天河水，可加强清热利尿的作用。

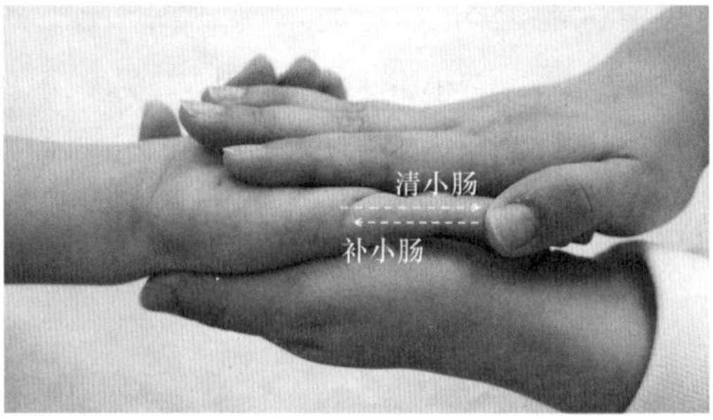

图 4-24 补小肠、清小肠

9. 四横纹

定位 掌面食指、中指、无名指、小指近侧指间关节横纹处。

操作 有掐四横纹(图 4-25)与推四横纹之分。

术者一手持小儿四指固定，另一手拇指甲自食指横纹至小指横纹依次掐3～

5次，称掐四横纹；或一手将患儿四指并拢，用另一手拇指螺纹面从小儿食指横纹处推向小指横纹处，推100～300次，称推四横纹。

功效　掐四横纹：退热除烦，散瘀结。推四横纹：调中行气，和气血，清胀满。

临床应用　治疗胸闷痰喘，多与运八卦、推肺经、推膻中等合用；治疗疳积、腹胀、气血不和、消化不良等症，常与补脾经、揉中脘等合用。

按：亦可毫针或三棱针点刺出血治疗疳积，为治疳要穴。

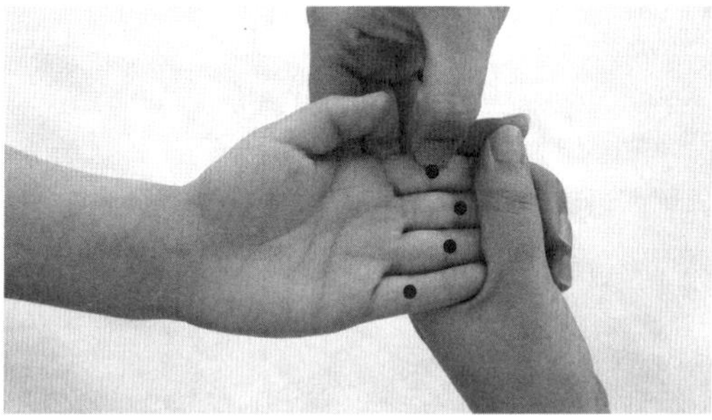

图4-25　掐四横纹

10. 小横纹

定位　掌面食指、中指、无名指、小指掌指关节横纹处。

操作　有掐小横纹和推小横纹(图4-26)之分。

术者一手持小儿四指固定，另一手拇指甲自食指横纹至小指横纹依次掐3～5次，称掐小横纹；或一手将患儿四指并拢，用另一手拇指桡侧从食指横纹处推向小指横纹处，推100～150次，称推小横纹。

功效　掐小横纹：退热，消胀散结。推小横纹：治疗肺部干啰音。

临床应用　掐小横纹常用于治疗脾胃热结、口唇破溃及腹胀等症。因脾虚腹胀者，兼补脾经；因食损者，兼揉脐、清补脾经、运八卦；口唇破裂、口舌生疮者，常与清脾经、清胃经、清天河水合用。推小横纹治疗肺部干性啰音，有一定疗效。

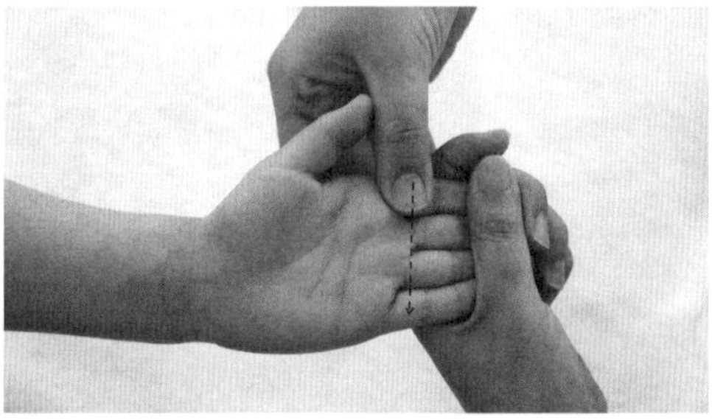

图4-26　推小横纹

11. 肾顶

定位 小指顶端。

操作 术者一手持小儿小指以固定,另一手中指或拇指端按揉小儿小指顶端100～500次,称揉肾顶(图4-27)。

功效 收敛元气,固表止汗。

临床应用 常用于自汗、盗汗或大汗淋漓不止等症。阴虚盗汗,多与揉肾经、揉二人上马、补肺经等同用;阳虚自汗配补脾经。

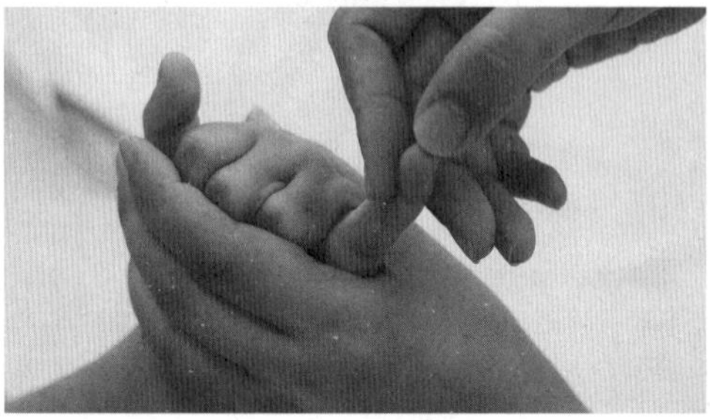

图4-27 揉肾顶

12. 板门

定位 手掌大鱼际平面。

操作 有揉板门、板门推向横纹和横纹推向板门之分。

术者以一手持小儿手部以固定,另一手拇指端揉小儿大鱼际平面,揉50～100次,称揉板门或运板门;用推法自指根推向腕横纹100～300次,称板门推向横纹;反向推100～300次,称横纹推向板门(图4-28)。

功效 揉板门:健脾和胃,消食化滞。板门推向横纹:健脾止泻。横纹推向板门:和胃降逆。

临床应用 揉板门常用于治疗乳食停积,食欲不振或嗳气、腹胀、腹泻、呕吐等症,常与推小横纹合用。板门推向横纹止泻,常与推脾经、推大肠、推上七节骨合用。横纹推向板门止呕吐,常与清胃经同用。

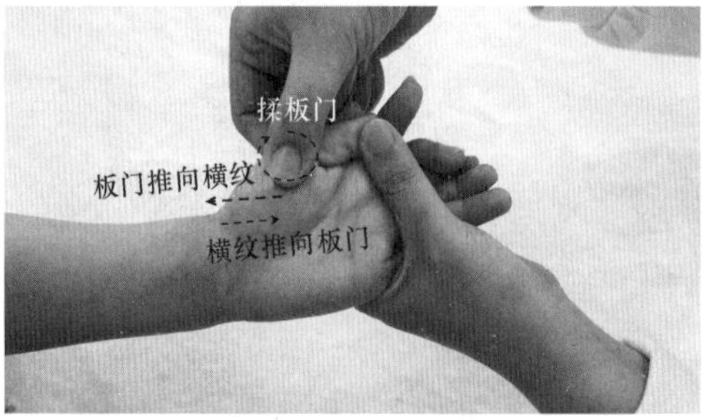

图4-28 揉板门、板门推向横纹和横纹推向板门

13. 内劳宫

定位 掌心中，屈指时中指端与无名指端之间中点（图 4-29）。

操作 有揉内劳宫与运内劳宫之分。

术者一手持小儿手部以固定，另一手以拇指端或中指端揉 100～300 次，称揉内劳宫（图 4-30）；用拇指指腹自小指根运推，经掌小横纹，小天心至内劳宫止，运 10～30 次，称运内劳宫（水底捞月）。

功效 揉内劳宫：清热除烦。运内劳宫：清心肾两经虚热。

临床应用 揉内劳宫常用于治疗心经有热所致口舌生疮、发热、烦渴等症，常与清小肠、清心经、清天河水、揉小天心等同用。

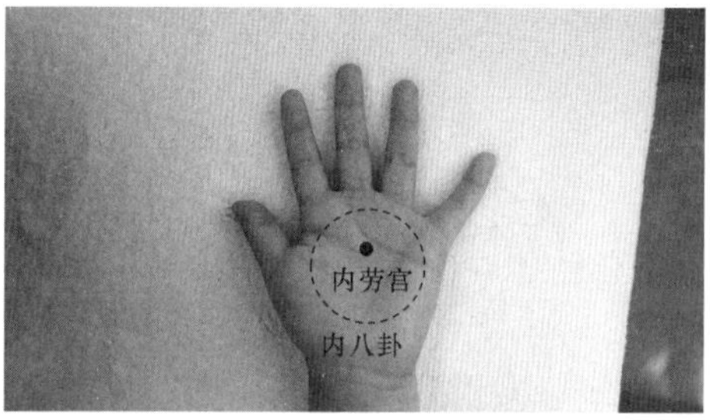

图 4-29 内劳宫、内八卦

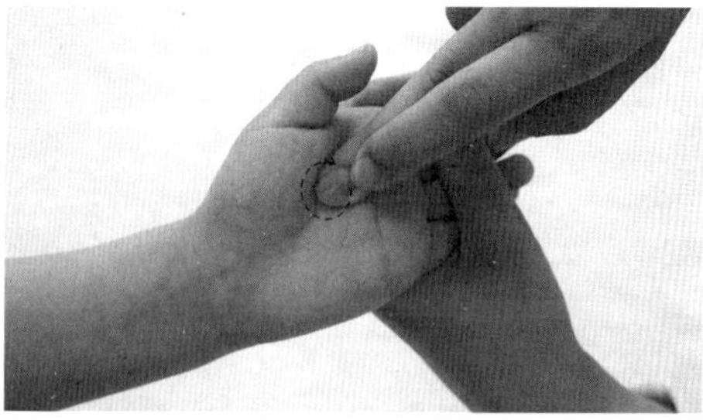

图 4-30 揉内劳宫

14. 内八卦

定位 手掌面，以掌心为圆心，从圆心至中指根横纹的 2/3 处为半径，作圆周，八卦穴即在此圆周上（图 4-29）。

操作 用运法，顺时针方向运 200～300 次，称顺运内八卦。逆时针方向运 100～300 次，称逆运内八卦。

功效 顺运内八卦：宽胸理气，止咳化痰。逆运内八卦：降气平喘，行滞消食。

临床应用 顺运内八卦主要用于痰结喘嗽、胸闷气短等症，多与推脾经、推肺经、揉板门、揉中脘等合用。逆运内八卦主要用于乳食内伤、痰喘咳嗽、腹胀、呕吐及纳呆等症，多与补脾经、补肺经、推三关、推天柱骨、推膻中等同用。

15. 小天心

定位 大小鱼际交接处之凹陷中。

操作 有揉、掐、捣小天心之分。

术者一手持小儿四指以固定，掌心向上，另一手中指端揉 100～150 次，称揉小天心；以拇指甲掐 3～5 次，称掐小天心；用中指尖或屈曲的指间关节捣 10～30 次，称捣小天心（图 4-31）。

功效 揉小天心:清热,镇惊,利尿,明目。掐、捣小天心:镇惊安神。

临床应用 揉小天心主要用于心经有热而致的目赤肿痛、口舌生疮、惊惕不安,或心经有热移于小肠而见小便短赤等症,常与清心经、清天河水、清肝经、按揉精宁等同用。揉小天心还可用于新生儿硬皮病、黄疸、遗尿、水肿、痘疹欲出不透等。掐捣小天心常用于惊风抽搐、夜啼、惊惕不安等症。若惊风眼翻、斜视,与掐老龙、掐水沟、清肝经等合用,眼上翻者则向下掐、捣;右斜视则向左掐、捣;左斜视则向右掐、捣。

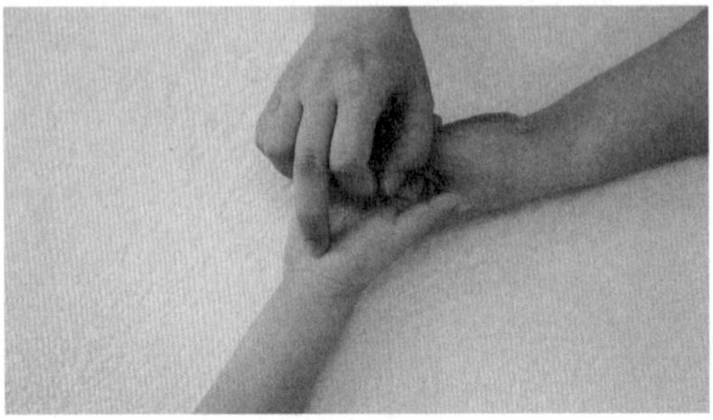

图 4-31 捣小天心

16. 总筋

定位 掌后腕横纹中点(图 4-32)。

操作 有揉总筋和掐总筋之分。

术者一手持小儿四指以固定,另一手拇指端按揉掌后腕横纹中点 100～300 次,称揉总筋;用拇指甲掐 3～5 次,称掐总筋。

功效 揉总筋:清心经热,散结止痉,通调周身气机。掐总筋:镇惊止痉。

临床应用 揉总筋治疗口舌生疮、潮热、夜啼等实热证,常与清天河水、清心经合用。掐总筋治疗惊风抽搐,常与掐水沟、拿合谷、掐老龙等同用。

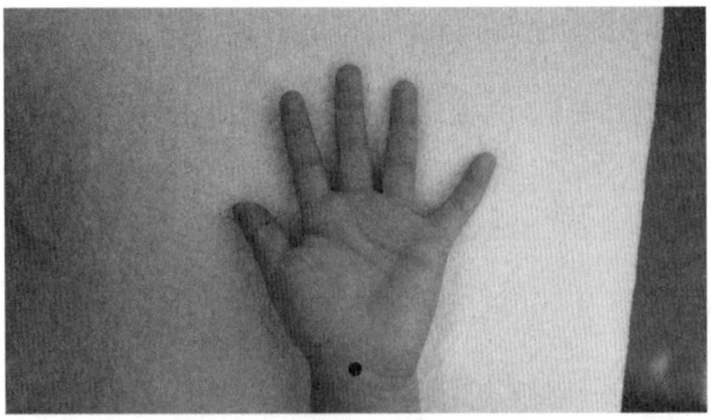

图 4-32 总筋

17. 三关

定位　前臂桡侧缘，自腕横纹向肘横纹呈一条直线。

操作　术者一手握持小儿手部，另一手以拇指桡侧缘或食、中指面自腕横纹推向肘横纹，推100～500次，称推三关（图4-33）；屈小儿拇指，自拇指外侧端推向肘横纹，称为大推三关。

功效　温阳散寒，补气行气，发汗解表。

临床应用　主治一切虚寒病症。常用于治疗气血虚弱、命门火衰、下元虚冷、阳气不足引起的四肢厥冷、面色无华、食欲不振、疳积、吐泻等症，多与补脾经、补肾经、揉丹田、捏脊、摩腹等合用；治疗感冒风寒、怕冷无汗或疹出不透等症，多与清肺经、推攒竹、掐揉二扇门等合用。

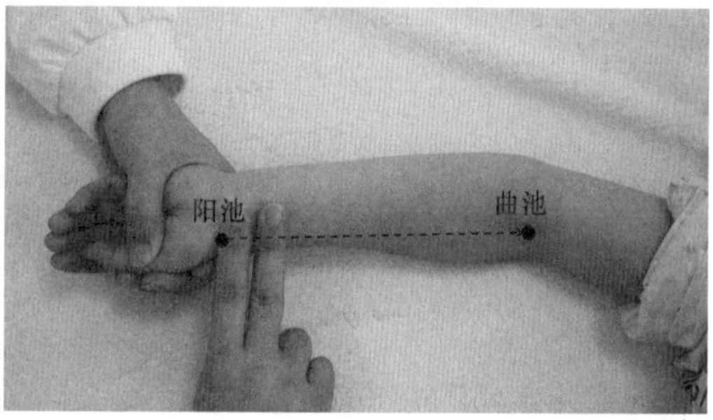

图4-33　推三关

18. 天河水

定位　前臂内侧正中，自腕横纹向肘横纹呈一条直线。

操作　术者一手持小儿手部，另一手食、中指面自腕横纹推向肘横纹100～500次，称清（推）天河水（图4-34）。

功效　清热解表，泻火除烦。

临床应用　本法性微凉，清热力平和，善清卫、气分热，清热而不伤阴。治一

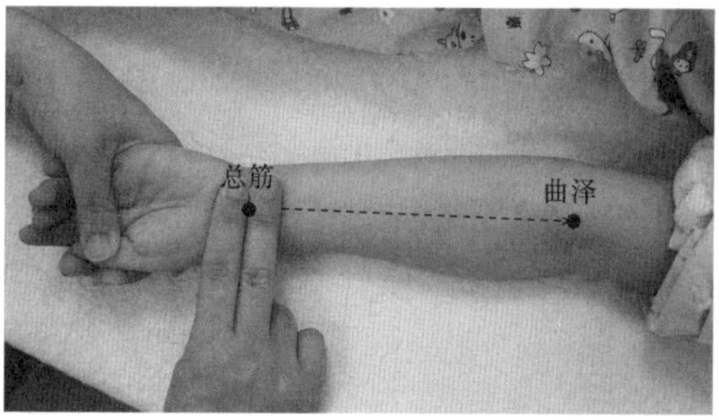

图4-34　清天河水

切热证，多用于治疗五心烦热、口燥咽干、唇舌生疮、夜啼等症，常与清心经、退六腑同用。若用于外感风热所致的感冒发热、头痛、恶风、汗微出、咽痛等症，则多与推攒竹、推坎宫、揉太阳等同用。

19. 六腑

定位 前臂尺侧，腕横纹至肘横纹呈一条直线。

操作 术者一手持小儿腕部以固定，另一手拇指或食、中指面自肘横纹推向腕横纹，推 100～500 次，称退六腑或推六腑(图 4-35)。

功效 清热凉血解毒。

临床应用 退六腑性寒凉，适用于一切实热证。治疗温病邪入营血，脏腑郁热积滞，壮热烦渴，腮腺炎及肿毒等实热证。与补脾经合用止汗，脾虚腹泻者慎用。常与推三关同用，能平衡阴阳，防止大凉大热，清热而不伤正气。若寒热夹杂，以热为主，则可以退六腑三数，推三关一数之比推之；若以寒为重，则可以推三关三数，退六腑一数之比推之。

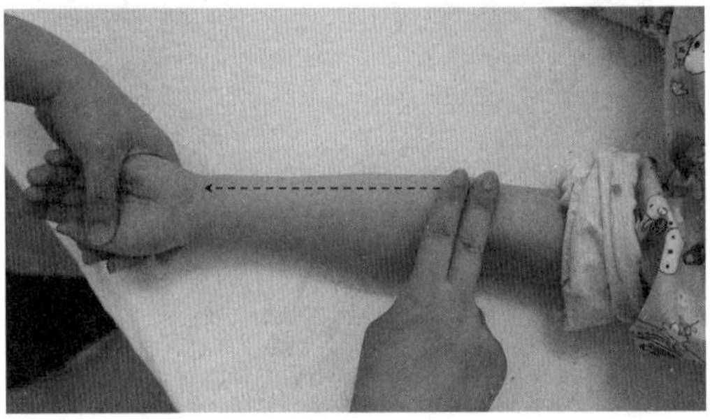

图 4-35 退六腑

20. 二扇门

定位 掌背中指根本节两侧凹陷处。

操作 有掐、揉二扇门之分。

术者一手持小儿手部，另一手食、中指端揉穴处，揉 100～500 次，称揉二扇门(图 4-36)；术者两手食、中二指固定小儿腕部，令手掌向下，无名指托其手掌，然后用两拇指甲掐之，继而揉之，掐 3～5 次，称掐二扇门。

功效 发汗透表，退热平喘。

临床应用 治疗体虚外感，常与揉肾顶、补脾经、补肾经等合用。揉二扇门要稍用力，速度宜快，多用于治疗外感风寒。

按：掐揉二扇门是发汗要法。

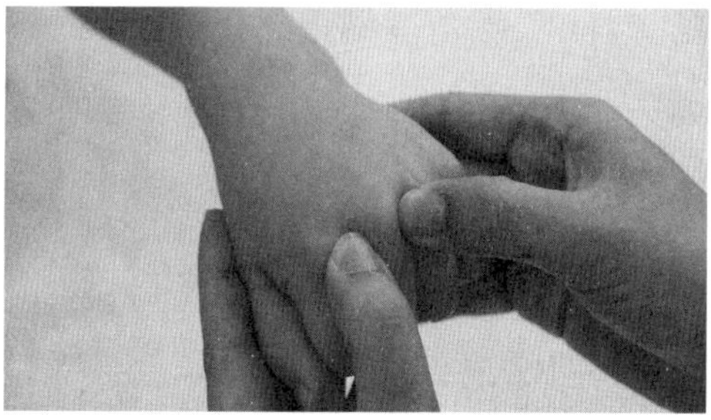

图 4-36　揉二扇门

21. 外劳宫

定位　掌背中，与内劳宫相对处(图 4-37)。

操作　有掐外劳宫与揉外劳宫之分。

术者一手持小儿四指令掌背向上，另一手中指端揉穴处，揉 100～300 次，称揉外劳宫；以拇指甲掐之，掐 3～5 次，称掐外劳宫。

功效　温阳散寒，升阳举陷，兼能发汗解表。

临床应用　治疗外感风寒、鼻塞流涕、脏腑积寒、完谷不化、肠鸣腹泻、寒痢腹痛、疝气等症。治疗脱肛、遗尿常与补脾经、补肾经、推三关、揉丹田等合用。

按：本穴性温，用于一切寒证。临床上以揉法多用。

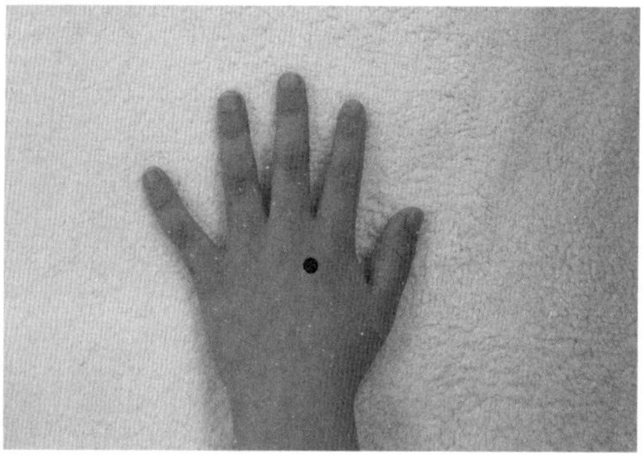

图 4-37　外劳宫

22. 虎口(合谷)

定位　手背第一、二掌骨之间，近第二掌骨中点的桡侧。属手阳明大肠经(图 4-38)。

操作　术者一手持小儿手部，令其手掌侧置，桡侧在上，另一手食、中二指固定小儿腕部，用拇指甲掐穴处，继而揉之，掐揉 5～20 次，称掐揉虎口。

功效　清热，通络，止痛。

临床应用　治疗发热无汗、头痛、项强、面瘫、口噤、便秘、呕吐、嗳气呃逆、鼻衄等症,常与推大肠、推脾经、拿肚角等同用。

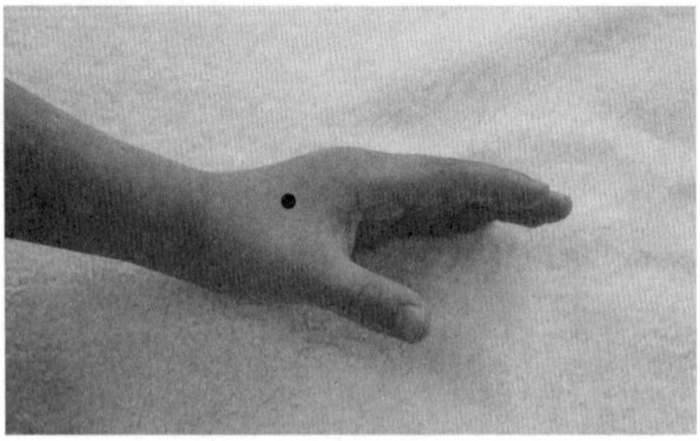

图 4-38 合谷

23. 外关

定位 腕背横纹上两寸,尺桡骨之间。属手少阳三焦经。

操作 术者用拇指甲掐或揉,掐 3～5 次,揉 100～200 次,称掐揉外关(图 4-39);还可用拇指或中指端向上直推 50～100 次,称推外关。

功效 解表清热,通络止痛。

临床应用 治疗小儿腹泻、感冒、腰背疼痛。

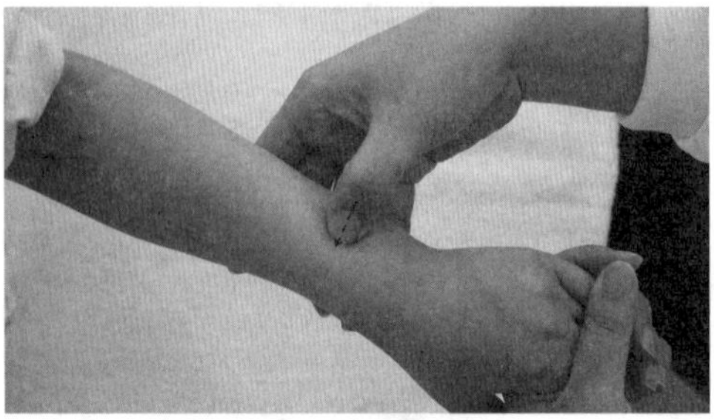

图 4-39 掐揉外关

三、胸腹部推拿常用穴位

本节以经穴和面状特定穴为主,介绍天突、膻中等 11 个穴位。

1. 天突

定位 胸骨上窝正中,正坐仰头取穴。

操作 有按揉天突、点天突、捏挤天突之分。

术者一手扶小儿头侧部,另一手中指端按或揉该穴 10～30 次,称按天突或揉天突(图 4-40);以食指或中指端微屈,向下用力点 3～5 次,称点天突;若用两手拇、食指相对捏挤天突穴,至皮下瘀血呈红紫色为度,称捏挤天突。

功效　理气化痰，降逆平喘，止呕。

临床应用　常用于治疗气机不利、痰涎壅盛或胃气上逆所致之痰喘、呕吐，多与推揉膻中、揉中脘、运内八卦等合用。若中指端微屈向下，向里按，动作要快，可催吐。若由中暑引起的恶心、呕吐、头晕等症，捏挤天突，再配合捏挤大椎、膻中、曲池等穴，亦有良效。

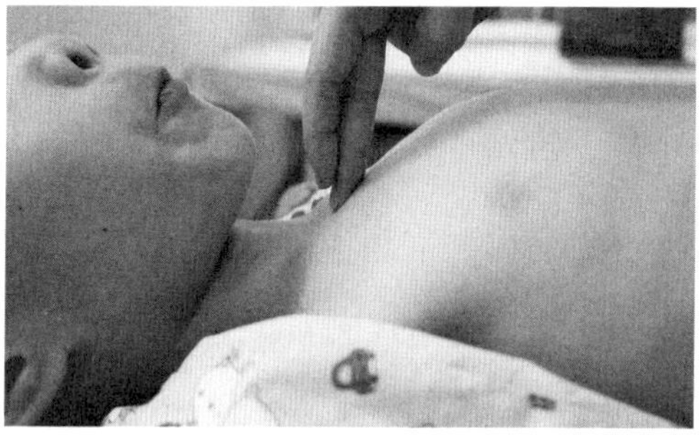

图 4-40　揉天突

2. 膻中

定位　两乳头连线中点，胸骨中线上，平第四肋间隙。

操作　有揉膻中、分推膻中、推膻中之分。

小儿仰卧，术者以中指端揉该穴 50～100 次，称揉膻中(图 4-41)；术者以两拇指指端自穴中向两侧分推至乳头50～100 次，称为分推膻中；用食、中指自胸骨切迹向下推至剑突 50～100 次，名推膻中。

功效　宽胸理气，止咳化痰。

临床应用　治疗呕吐、呃逆、嗳气，常与运内八卦、横纹推向板门、分推腹阴阳等合用；治疗喘咳常与推肺经、揉肺俞等合用；治疗吐痰不利常与揉天突、按弦走搓摩、按揉丰隆等合用。

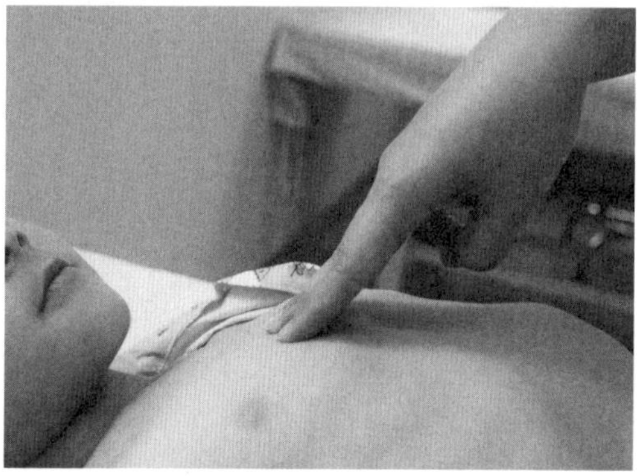

图 4-41　揉膻中

3. 乳根

定位 乳头直下 0.2 寸，平第五肋间隙。

操作 术者以两手四指扶小儿两胁，再以两拇指于穴位处揉 30～50 次，称揉乳根(图 4-42)。

功效 宣肺理气，止咳化痰。

临床应用 治疗咳嗽、胸闷、痰鸣等症，临床上常与揉乳旁、推揉膻中合用。

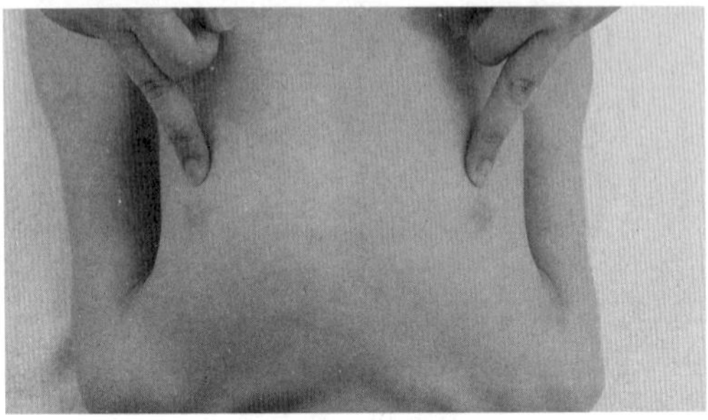

图 4-42 揉乳根

4. 乳旁

定位 乳头外旁开 0.2 寸。

操作 术者以两手四指扶小儿两胁，再以两拇指于穴位处揉 30～50 次，称揉乳旁(图 4-43)。

功效 宽胸理气，止咳化痰。

临床应用 治疗胸闷、咳嗽、痰鸣、呕吐等症，以食、中二指同时按揉乳根、乳旁两穴，称揉乳根、乳旁。

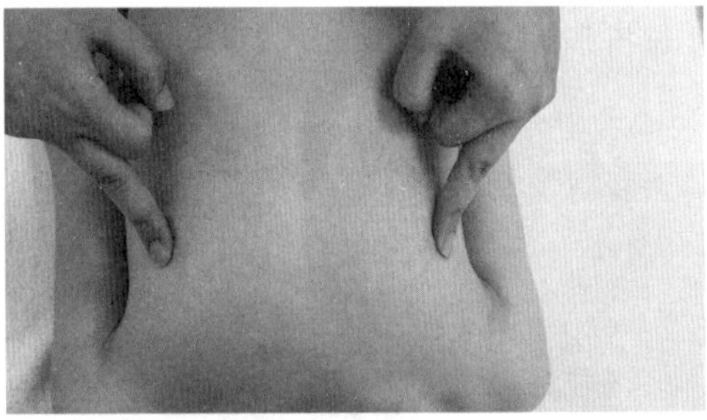

图 4-43 揉乳旁

5. 胁肋(胁)

定位 从腋下两胁至天枢穴水平处。

操作 小儿正坐，术者两手掌自小儿两胁腋下搓摩至天枢穴水平处 50～

100 次，称搓摩胁肋，又称按弦走搓摩（图 4-44）。

功效　顺气化痰，除胸闷，开积聚。

临床应用　本穴性开而降，多用于小儿由于食积、痰壅、气逆所致的胸闷、腹胀等症。若肝脾大，则需久久搓摩，非一日之功。中气下陷、肾不纳气者慎用本穴。

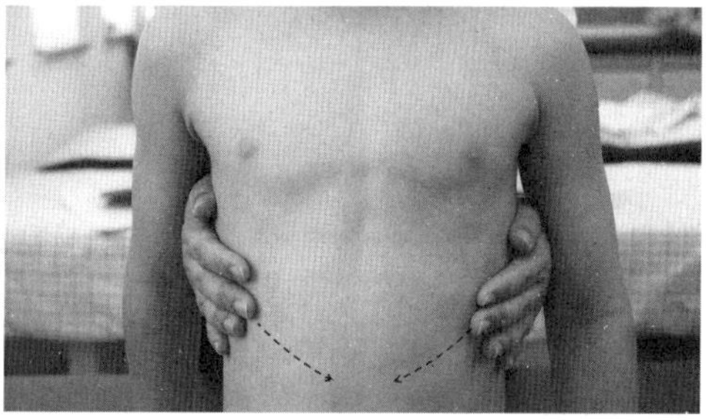

图 4-44　搓摩胁肋

6．中脘

定位　前正中线，脐上 4 寸处（图 4-45）。

操作　有揉、摩、推中脘之分。

患儿仰卧，术者用指端或掌根按揉中脘100～300 次，称揉中脘；术者用掌心或四指摩中脘 5 分钟，称摩中脘；术者用食、中指端自中脘向上直推至喉下，或自喉向下推至中脘 100～300 次，称推中脘，又称推胃脘。

功效　健脾和胃，消食和中。

临床应用　用于治疗泄泻、呕吐、腹胀、腹痛、食欲不振等症，多与按揉足三里、推脾经等合用。推中脘自上而下操作，有降胃气的作用，主治呕吐、恶心；自下而上操作，有涌吐的作用。

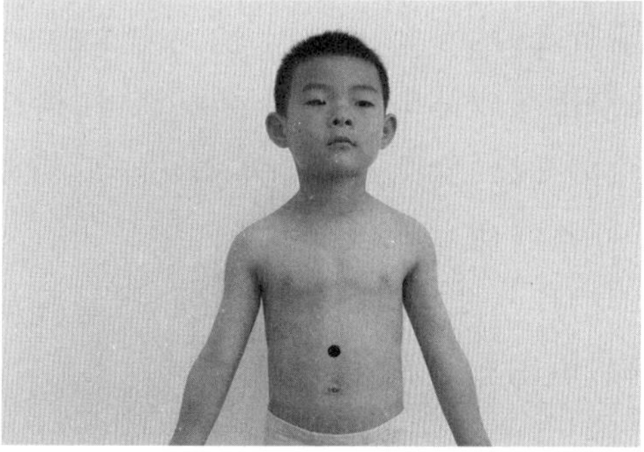

图 4-45　中脘

7. 腹

定位 腹部。

操作 有摩腹与分推腹阴阳之分。

患儿仰卧,术者用两拇指指端沿肋弓角边缘或自中脘至脐,向两旁分推100～200次,称分推腹阴阳;术者用掌面或四指摩腹5分钟,称摩腹(图4-46),逆时针摩为补,顺时针摩为泻,往返摩之为平补平泻。

功效 摩腹:消食,理气,降气。分推腹阴阳:健脾和胃,理气消食。

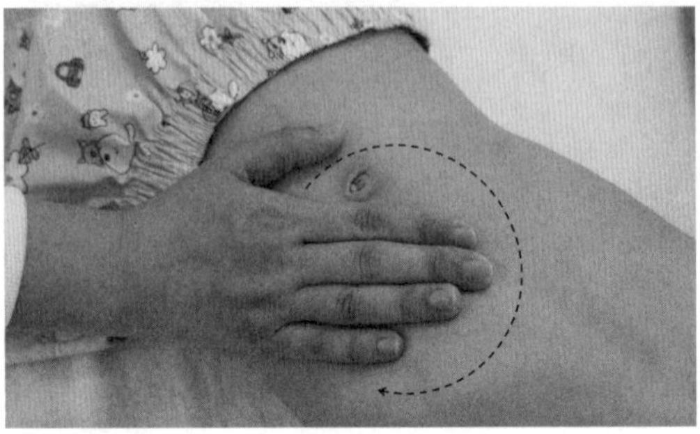

图4-46 摩腹

临床应用 分推腹阴阳常用于治疗乳食停滞、胃气上逆引起之恶心、呕吐、腹胀等症,临床上多与运内八卦、推脾经、按揉足三里等相配合;治小儿厌食症多与揉板门、运内八卦、摩腹、捏脊等相配合。摩腹补法能健脾止泻,用于脾虚、寒湿型的腹泻;泻法能消食导滞、通便,用于治疗便秘、胀腹、厌食、伤乳食泻等,多与分腹阴阳同用;平补平泻则能和胃,久摩之有消食、强壮身体的作用,常与补脾经、捏脊、按揉足三里合用,为小儿保健常法。

8. 脐

定位 肚脐中。

操作 有揉脐与摩脐之分。

患儿仰卧,术者用中指端或掌根揉100～300次,用拇指和食、中两指抓住肚脐抖揉100～300次,均称为揉脐(图4-47);术者用掌或指摩,称摩脐。

功效 温阳散寒,补益气血,健脾和胃,消食导滞。

临床应用 常用于治疗小儿腹泻、便秘、腹痛、疳积等症。多与摩腹、推上七节骨、揉龟尾同用,简称"龟尾七节,摩腹揉脐"。

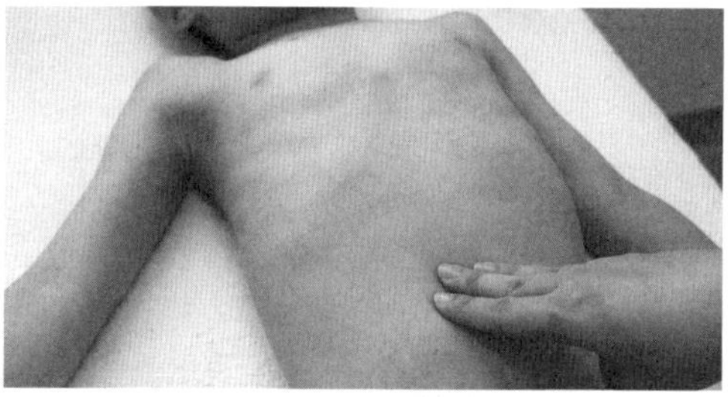

图 4-47　揉脐

9. 天枢

定位　脐旁 2 寸(图 4-48)。

操作　患儿取仰卧位,术者用食、中指端按揉左右二穴各 50～100 次,称揉天枢。

功效　疏调大肠,理气消滞。

临床应用　用于治疗急慢性胃肠炎及消化功能紊乱引起的腹泻、呕吐、食积、腹胀、大便秘结等症,常与摩腹、揉脐、推上七节、揉龟尾等同用。可用中指按脐,食指与无名指各按两侧天枢穴,三指同时揉动。

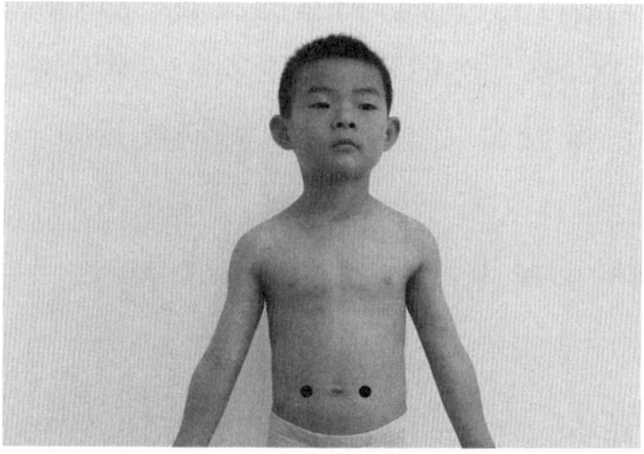

图 4-48　天枢

10. 丹田

定位　小腹部,脐下 2～3 寸之间(图 4-49)。

操作　有摩丹田与揉丹田之分。患儿仰卧,以掌摩该处 2～3 分钟,称摩丹田;用拇指或中指端揉 100～300 次,称揉丹田。

功效　培肾固本,温补下元,分清别浊。

临床应用　用于治疗小儿先天不足、寒凝少腹之腹痛、疝气、遗尿、脱肛等症,常与补肾经、推三关、揉外劳宫等合用;治疗尿潴留,常与推箕门、清小肠等同用。

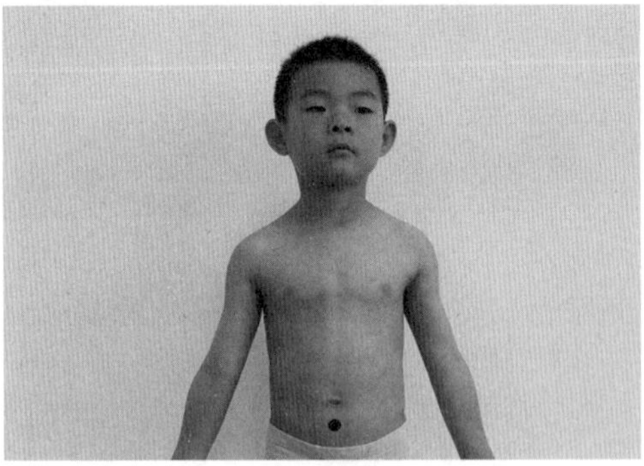

图 4-49 丹田

11. 肚角

定位 脐下 2 寸(石门)旁开 2 寸之大筋。

操作 有拿肚角与按肚角之分。

患儿仰卧,术者用拇、食、中三指深拿 3～5 次,称拿肚角(图 4-50);术者用中指端按 3～5 次,称按肚角。

功效 健脾和胃,理气消滞。

临床应用 可用于治疗各种原因所致的腹痛,尤以寒痛、伤食痛效佳。因本法刺激强度较大,一般拿 3～5 次即可,不可多拿。拿后向内上做一推一拉一紧一松的轻微动作 1 次。拿肚角一般在诸手法完成后进行,以防小儿哭闹影响治疗。

按:拿肚角为止腹痛的要法。

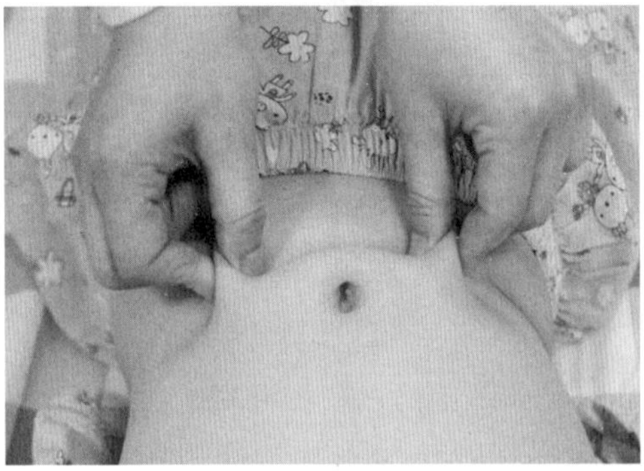

图 4-50 拿肚角

四、背腰骶部推拿常用穴位

本节以经穴和线状特定穴为主,介绍肩井、大椎等 9 个穴位。

1. 肩井

定位　在肩上，督脉大椎穴与肩峰连线中点的筋肉处。属足少阳胆经。

操作　有拿肩井、按肩井和揉肩井之分。

患儿取坐位，以双手拇指与食、中两指相对着力，稍用力做一紧一松交替提拿该处筋肉 3～5 次，称为拿肩井(图 4-51)；以拇指指端或中指指端着力，稍用力按压该处 10～30 次，称按肩井；以拇指螺纹面或中指螺纹面着力，揉动 10～30 次，称揉肩井。若一边揉肩井，一边屈伸其上肢，即为复式操作手法中的总收法。

功效　宣通气血，解表发汗，通窍行气。

临床应用　本穴常用于治疗结束后的总收法(结束手法)。用于外感病证时，多与解表四大手法(开天门、推坎宫、运太阳、揉耳后高骨)同用。用于经络不通所致的上肢抬举不利、颈项强直、肌性斜颈等病症时，多与拿风池、揉曲池、揉拿合谷等合用。

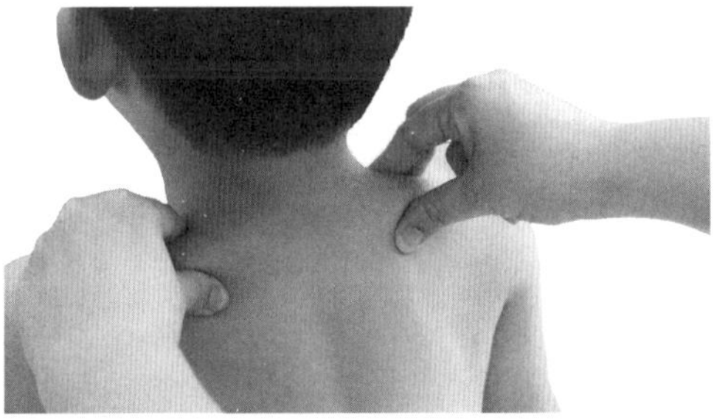

图 4-51　拿肩井

2. 大椎

定位　在后正中线，当第七颈椎棘突与第一胸椎棘突之间凹陷处。属督脉(图 4-52)。

操作　有按大椎、揉大椎、捏挤大椎、刮大椎之分。

用拇指或中指指端按压大椎 30～50 次，称按大椎；用拇指、中指指端或螺纹面，或掌根着力，揉动大椎30～50 次，称揉大椎；用双手拇指与食指对称着力，用力将大椎穴周围的皮肤捏起，进行挤捏，至局部皮肤出现紫红瘀斑为度，称捏挤大椎；用汤匙或钱币之光滑边缘蘸水或油，在大椎穴上下刮之，至局部皮肤出现紫红瘀斑为度，称刮大椎。

功效　清热解表，通经活络。

临床应用　按揉大椎常用于治疗感冒、发热、项强等病症。捏挤、提拧大椎对百日咳有一定的疗效。刮大椎用于中暑发热。

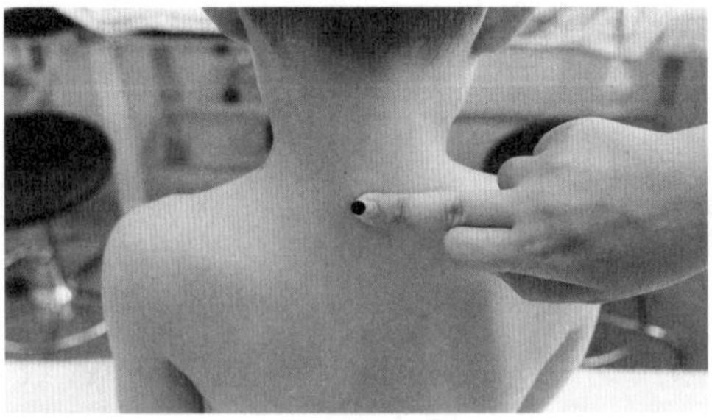

图 4-52　大椎

3. 风门

定位　在第二胸椎棘突下，后正中线旁开 1.5 寸处。属足太阳膀胱经。

操作　用拇指端或螺纹面，或食、中两指的指端与螺纹面着力，在一侧或两侧风门穴上做按法或揉法 20～50 次，称按风门、揉风门(图 4-53)。

功效　解表通络。

临床应用　多与清肺经、揉肺俞、推揉膻中等相配合，用于治疗外感风寒、咳嗽气喘等病症；与揉二马、揉肾顶、分推阴阳等相配合，用于治疗骨蒸潮热、盗汗等病症；与拿委中、拿承山、拿昆仑等相配合，用于治疗背腰肌肉疼痛等病症。

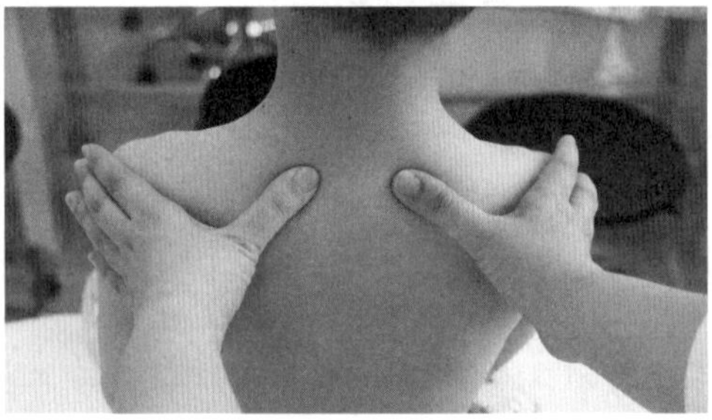

图 4-53　揉风门

4. 肺俞

定位　在第三胸椎棘突下，后正中线旁开 1.5 寸处。属足太阳膀胱经，系肺之背俞穴(图 4-54)。

操作　有揉肺俞、推肺俞和擦肺俞之分。

以两手拇指或一手之食、中两指的指端或螺纹面着力，同时在两侧肺俞穴上揉动 50～100 次，称揉肺俞；以两手拇指螺纹面着力，同时从两肩胛骨内侧上缘自上而下推动 100～300 次，称推肺俞或称分推肩胛骨；以食、中、无名指三指指面着力，擦肺俞部至局部发热，称擦肺俞。

功效　补肺益气，止咳化痰。

临床应用　常用于治疗呼吸系统疾病，如外感发热、咳嗽、痰鸣等病症，多与推攒竹、分推坎宫、运太阳、揉耳后高骨等相配合。久咳不愈时可加推脾经以培土生金，或揉肺俞时可加少许盐粉，以增强效果。风寒咳嗽、寒喘用揉肺俞或擦肺俞；风热咳嗽、热喘用推肺俞。

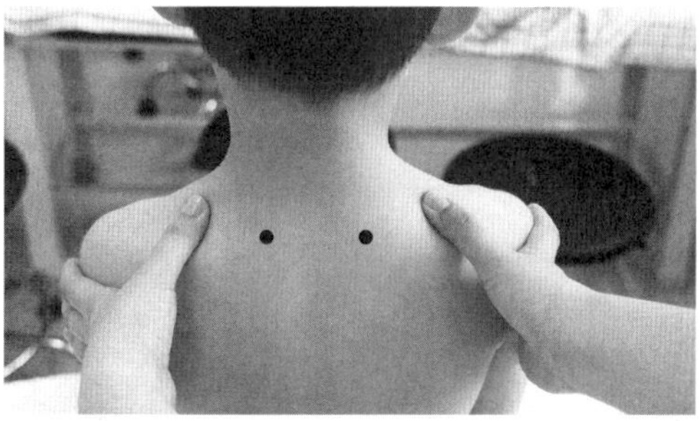

图 4-54　肺俞

5. 脾俞

定位　在第 11 胸椎棘突下，后正中线旁开 1.5 寸处。属足太阳膀胱经，系脾之背俞穴(图 4-55)。

操作　以拇指螺纹面着力，在一侧或两侧脾俞穴上揉动 50～100 次，称揉脾俞。

功效　健脾和胃，消食祛湿。

临床应用　常用于治疗脾胃虚弱、乳食内伤、消化不良等引起的呕吐、腹泻、痞积、食欲不振、黄疸、水肿、慢惊风、四肢乏力等病症，常与推脾经、揉足三里等相配合；并能治疗脾虚所引起的气虚、血虚、津液不足等。

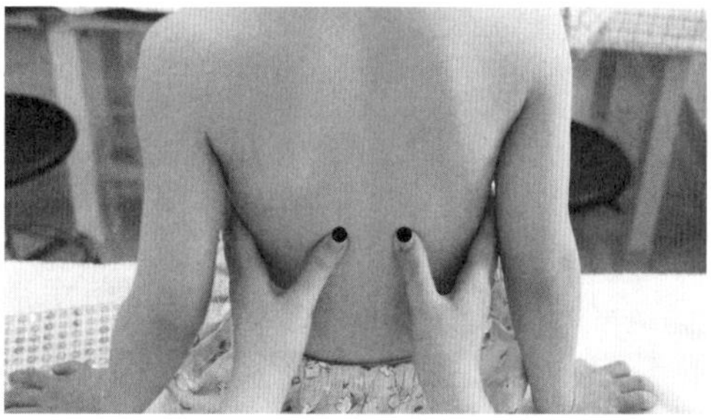

图 4-55　脾俞

6. 肾俞

定位　在第二腰椎棘突下，后正中线旁开 1.5 寸处。属足太阳膀胱经，系肾之背俞穴(图 4-56)。

操作 以拇指螺纹面着力，在肾俞穴上揉动 50～100 次，称揉肾俞。

功效 滋阴壮阳，补益肾元。

临床应用 常用于治疗腹泻、便秘、哮喘、少腹痛、下肢痿软乏力等病症。与揉二马、补脾经或推三关等相配合，治疗肾虚腹泻、阴虚便秘；与揉肺俞、揉脾俞等相配合，治疗肾虚气喘；与揉腰俞、拿委中、按揉足三里等相配合，治疗下肢痿软乏力、慢性腰痛等病症。

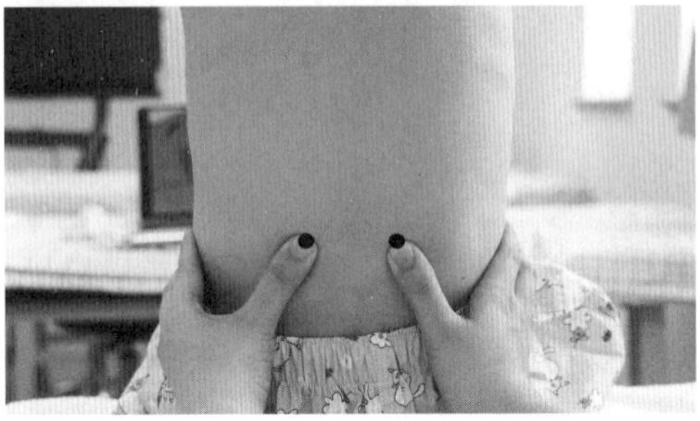

图 4-56 肾俞

7. 七节骨

定位 从第四腰椎至尾椎骨端呈一直线；又说自第二腰椎至尾椎骨端呈一直线。

操作 有推上七节骨与推下七节骨之分。

以拇指螺纹面桡侧或食、中两指螺纹面着力，自下向上做直推法 100～300 次，称推上七节骨（图 4-57）；若自上向下做直推法 100～300 次，称推下七节骨（图 4-58）。

功效 温阳止泻，泻热通便。

临床应用 推上七节骨多用于治疗虚寒性腹泻或久痢等病症，临床上与按揉百会、揉丹田等相配合；还可用于治疗气虚下陷、遗尿等病症。若属实热证，则不宜用本法，用后多令患儿腹胀或出现其他变症。推下七节骨多用于治疗实热便秘或痢疾等病症，若腹泻属虚寒者，不可用本法，以免滑脱。

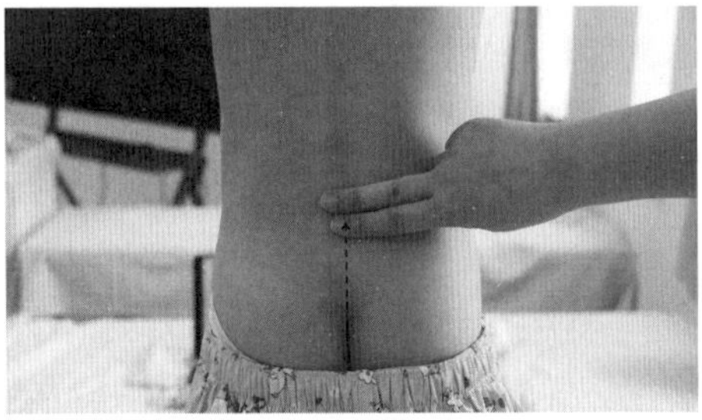

图 4-57 推上七节骨

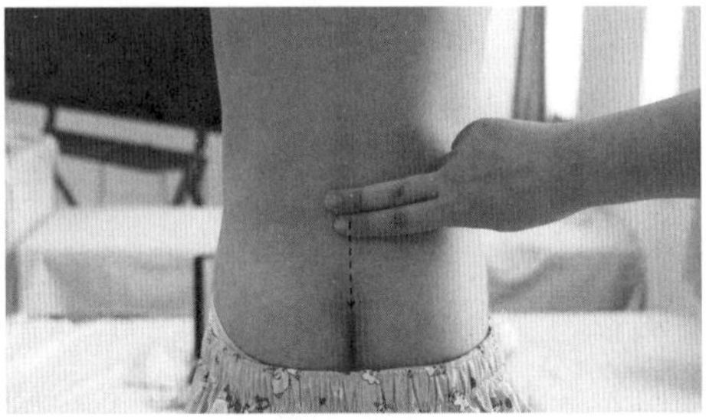

图 4-58 推下七节骨

8. 龟尾(长强)

定位　在尾椎骨端,又说在尾椎骨端与肛门连线之中点处,属督脉。但小儿推拿应用中习惯取尾骨端。

操作　有揉龟尾与掐龟尾之分。

术者以拇指端或中指端着力,在龟尾穴上揉动100～300次,称揉龟尾(图4-59);用拇指爪甲掐3～5次,称掐龟尾。

功效　通调督脉,调理大肠。

临床应用　治疗泄泻、便秘、脱肛、遗尿等病症。龟尾穴性平和,既能止泻又能通便,多与揉脐、推七节骨等相配合,以治疗腹泻、便秘等症。

按:龟尾穴一般不单独使用,常与七节骨配合应用。

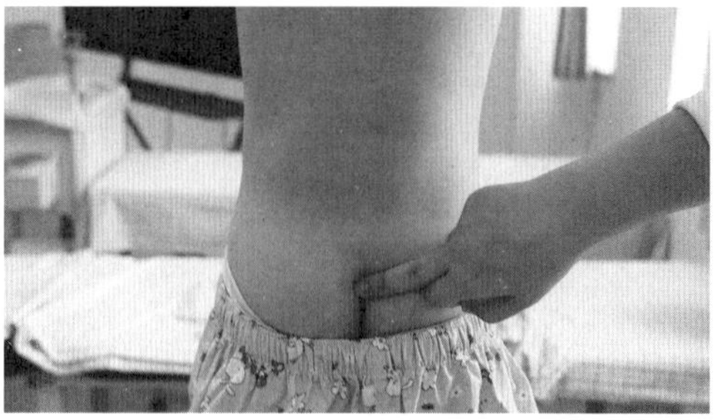

图4-59　揉龟尾

9. 脊柱(脊)

定位　在后正中线上,自第一胸椎至尾椎端呈一直线。穴呈线状(图4-60)。

操作　有推脊、捏脊、按脊之分。

术者以食、中两指螺纹面着力,自上而下在脊柱穴上做直推100～300次,称推脊;以拇指与食、中两指呈对称着力,自龟尾开始,双手一紧一松交替向上挤捏推进至第一胸椎处,反复操作3～7遍,称捏脊;以拇指螺纹面着力,自第一胸椎向下依次按揉脊柱骨至尾椎端3～5遍,称按脊。

功效　调阴阳,和脏腑,理气血,通经络。

临床应用　常用于治疗发热、惊风、夜啼、疳积、腹泻、腹痛、呕吐、便秘等。临床上捏脊多与补脾经、补肾经、推三关、摩腹、按揉足三里等相配合,治疗先天不足、后天不足的一些慢性病症,均有一定的效果。捏脊法单用称捏脊疗法,不仅可用于治疗小儿腹泻、疳积等病症,还可用于治疗成人的失眠、肠胃病、月经不调等病症。捏脊法操作时亦旁及足太阳膀胱经脉,临床应用时可根据不同病情,重提或按揉相应的背部俞穴,以加强疗效。因此,捏脊法具有强健身体的功能,是小儿保健推拿常用的主要手法之一。推脊自上而下,有清热的作用,多与清天河水、退六腑、推涌泉等相配合,用于治疗发热、惊风等病症。按脊法多与揉肾俞、按揉腰俞、拿委中、拿承山等相配合,用于治疗腰背强痛、角弓反张、下焦阳气虚弱等病症。

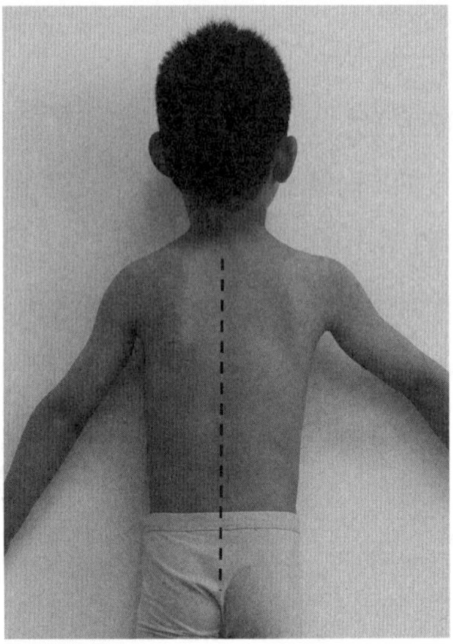

图 4-60 脊柱

五、下肢部推拿常用穴位

本节以经穴为主,介绍箕门、百虫等11个穴位。

1. 箕门(足膀胱)

定位 在大腿内侧,膝盖上缘至腹股沟呈一直线(图4-61)。足膀胱属小儿推拿的特定穴,呈线状。有左为膀胱,右为命门之说。

操作 有推足膀胱与拿足膀胱之分。

术者以食、中两指螺纹面着力,自膝盖内侧上缘向上直推至腹股沟处100～300次,称推足膀胱或推箕门;以拇指与食、中两指相对着力,提拿该处肌筋3～5次,称拿足膀胱或拿箕门。

功效 利尿,清热。

临床应用 常用于治疗癃闭、小便赤涩不利、尿闭、水泻及该处痿软无力等病症。推箕门性平和,有较好的利尿作用,多与揉丹田、按揉三阴交等相配合,用于治疗尿潴留等病症;与清小肠等相配合,用于治疗心经有热的小便赤涩不利等;治疗股内痛或该处痿软无力,则轻拿足膀胱穴处的肌筋。

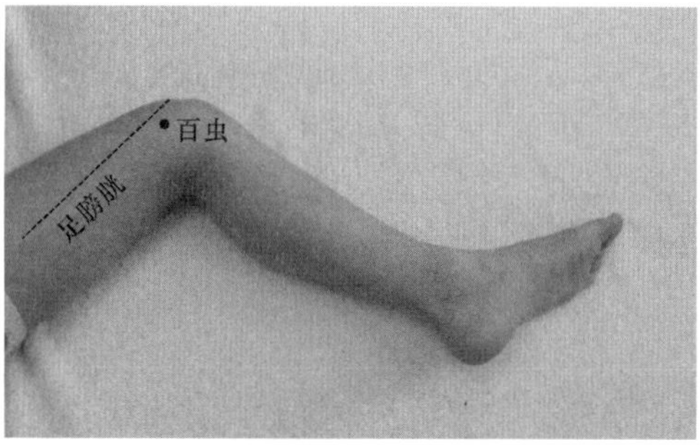

图 4-61　足膀胱、百虫

2. 百虫(血海)

定位　在膝上内侧肌肉丰厚处，当髌骨内上缘 2.5 寸处(图 4-61)。属足太阴脾经。

操作　有按揉百虫与拿百虫之分。

术者以拇指指端或螺纹面的前 1/3 处着力，稍用力按揉百虫 10～30 次，称按揉百虫；用拇指与食、中两指指端着力，提拿百虫 3～5 次，称拿百虫。

功效　通经活络，平肝息风。

临床应用　常用于治疗四肢抽搐，下肢痿躄不用。多与拿委中、按揉足三里等相配合，以治疗下肢瘫痪、痹痛等；若用于惊风抽搐，则手法刺激宜重。

3. 膝眼(鬼眼)

定位　在髌骨下缘，髌韧带内外侧凹陷中。外侧凹陷称外膝眼，又称犊鼻，属足阳明胃经；内侧凹陷称内膝眼，又名膝目，属经外奇穴(图 4-62)。

操作　有按膝眼、揉膝眼与掐膝眼之分。

术者以拇指端着力，或用拇、食两指端同时着力，稍用力按压一侧或内外两侧膝眼穴 10～20 次，称按膝眼；以一手或两手拇指螺纹面着力，揉动一侧或两侧膝眼穴 50～100 次，称揉膝眼；若用拇指爪甲掐一侧或两侧膝眼穴 3～5 次，称掐膝眼。

功效　通经活络，息风止搐。

临床应用　常用于治疗下肢痿软无力、惊风抽搐、膝痛等。临床上按、掐膝眼多用于治疗惊风抽搐；揉膝眼配合拿委中多用于治疗下肢痿软无力，并能治疗膝关节软组织扭挫伤及膝部病症。

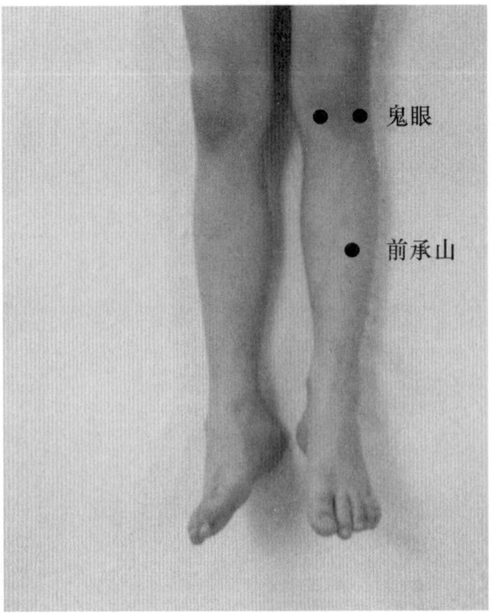

图 4-62 膝眼、前承山

4. 足三里

定位 在外膝眼下 3 寸，距胫骨前嵴约一横指处，当胫骨前肌上。属足阳明胃经。

操作 以拇指端或螺纹面着力，稍用力按揉 20～100 次，称按揉足三里（图 4-63）。

功效 健脾和胃，调中理气，导滞通络，强壮身体。

临床应用 常用于治疗腹胀、腹痛、呕吐、泄泻等消化系统疾病及下肢痿软、乏力等病症。多与推天柱骨、分推腹阴阳等相配合，以治疗呕吐；与推上七节骨、补大肠等相配合，以治疗脾虚泄泻；与捏脊、摩腹等相配合，用于小儿保健。

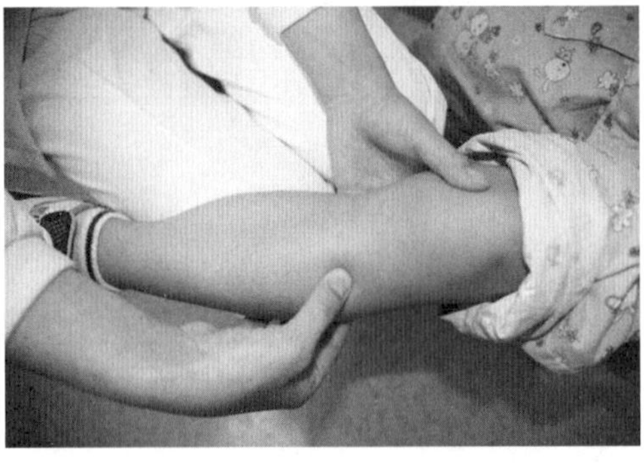

图 4-63 按揉足三里

5. 前承山(条口)

定位　在小腿胫骨旁，与后承山相对处，约当膝下 8 寸。在足阳明胃经的循行线上，系小儿推拿的特定穴位(图 4-62)。

操作　有掐前承山与揉前承山之分。

术者以拇指爪甲掐该穴 3～5 次，称掐前承山；用拇指螺纹面揉该穴 30 次左右，称揉前承山。

功效　息风定惊，行气通络。

临床应用　常用于治疗惊风、下肢抽搐、下肢痿软无力等病症。掐、揉本穴主要治疗惊风抽搐；与拿委中、按百虫、掐解溪等相配合，治疗角弓反张、下肢抽搐。揉前承山能通经络、行气血，纠正畸形，与揉解溪等相配合，用于治疗下肢痿软无力、肌肉萎缩、足下垂等。

6. 三阴交

定位　在内踝高点直上 3 寸，当胫骨内侧面后缘处。属足太阴脾经(图 4-64)。

操作　有按三阴交和推三阴交之分。

术者以拇指或食指、中指的螺纹面着力，稍用力按揉 20～50 次，称按揉三阴交；用拇指螺纹面着力，做自上而下或自下而上的直推法 100～200 次，称推三阴交。

功效　通血脉，活经络，疏下焦，利湿热，通调水道，亦能健脾胃，助运化。

临床应用　主要用于治疗泌尿系统疾病，多与揉丹田、推箕门等相配合，治疗遗尿、癃闭、下肢痹痛、瘫痪、惊风、消化不良等。

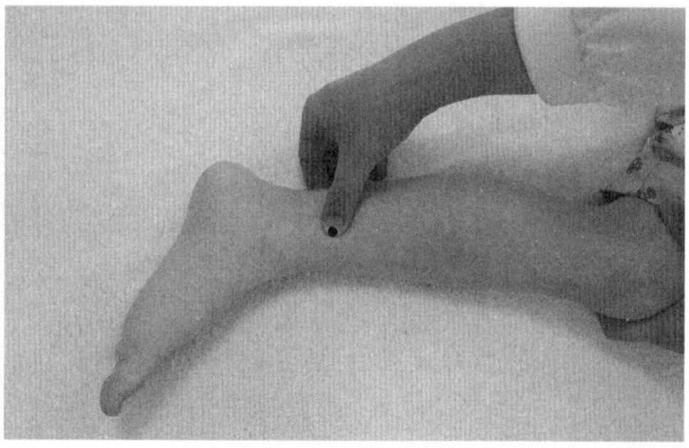

图 4-64　三阴交

7. 丰隆

定位　在外踝尖上 8 寸(当外膝眼与外踝尖连线之中点)，胫骨前缘外侧，距胫骨前嵴约二横指(即 1.5 寸)处。属足阳明胃经(图 4-65)。

操作　以拇指或中指端着力，稍用力在丰隆穴上揉动 50～100 次，称揉丰隆。

功效 和胃气，化痰湿。

临床应用 临床上多与揉膻中、运内八卦等相配合，治疗痰涎壅盛之咳嗽气喘等。

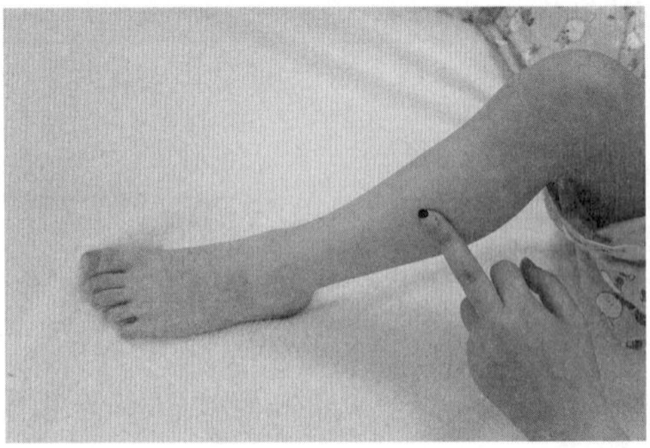

图 4-65 丰隆

8. 太冲

定位 在足背第1、2跖骨结合部前方凹陷处。属足厥阴肝经(图 4-66)。

操作 以拇指爪甲着力，稍用力在太冲穴上掐3～5次，称掐太冲。

功效 平肝息风。

临床应用 主要用于治疗惊风。

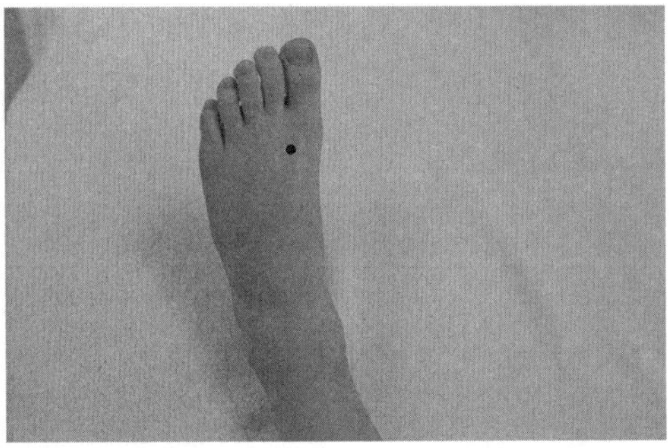

图 4-66 太冲

9. 委中

定位 在腘窝正中央，横纹中点，股二头肌肌腱与半腱肌肌腱的中间。属足太阳膀胱经(图 4-67)。

操作 以拇、食指的指端着力，稍用力在委中穴拿该处的筋腱3～5次，称拿委中。

功效 疏通经络，息风止痉。

临床应用　多用于治疗惊风抽搐。若与揉膝眼、揉阳陵泉等相配合，治疗下肢痿软无力；若用挤捏法至局部出现痧痕瘀斑，则多用于治疗中暑、痧症等。

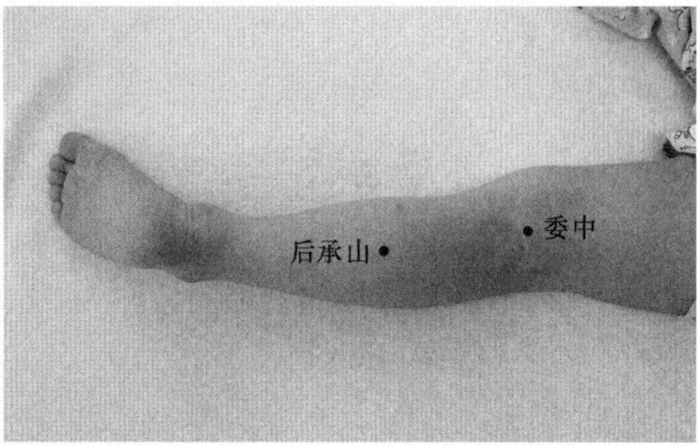

图 4-67　委中、后承山

10. 后承山(承山)

定位　在委中穴直下八寸，即委中穴与平昆仑穴处跟腱连线之中点，当腓肠肌交界之尖端，人字形凹陷处。属足太阳膀胱经(图 4-67)。

操作　有揉承山和拿承山之分。

术者用拇指指端揉 100～300 次，称揉承山；用拇指和食、中二指相对提拿筋腱，称拿承山。

功效　通经活络，止痉息风。

临床应用　拿承山常与拿委中等相配合，有止抽搐、通经络之作用，常用于治疗惊风抽搐、下肢痿软、腿痛转筋等。

11. 涌泉

定位　在足掌心前 1/3 与后 2/3 交界处的凹陷中。属足少阴肾经(图 4-68)。

操作　有推涌泉、揉涌泉和掐涌泉之分。

以拇指螺纹面着力，向足趾方向做直推法 100～400 次，称推涌泉；以拇指螺纹面着力，稍用力在涌泉穴上揉 30～50 次，称揉涌泉；以拇指爪甲着力，稍用力在涌泉穴上掐 3～5 次，称掐涌泉。

功效　滋阴，退热。

临床应用　推涌泉能引火归原，退虚热，多与揉上马、运内劳宫等相配合治疗五心烦热、烦躁不安、夜啼等病症；与退六腑、清天河水等相配合能退实热。揉涌泉能治吐泻，左揉止吐，右揉止泻。掐涌泉能治惊风。

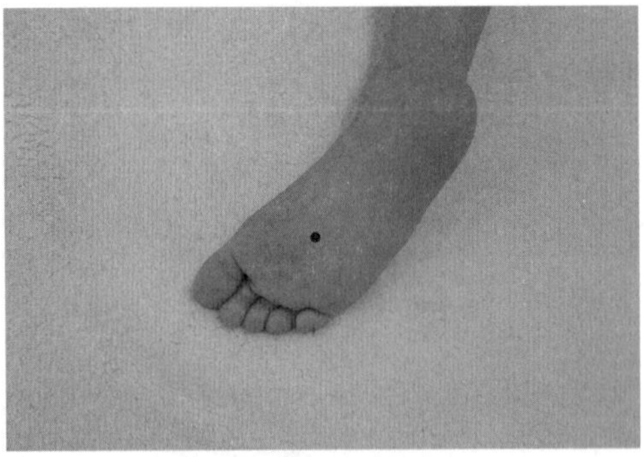

图 4-68 涌泉

第二节 常用手法

清代张振鋆所著的《厘正按摩要术》中将“按、摩、掐、揉、推、运、搓、摇”列为小儿推拿 8 法。随着小儿推拿的发展，日常应用中一些成人推拿的手法也随之演变运用到小儿推拿中，成为小儿推拿的常用手法。本书主要介绍推、摩、捏、揉、按、拿、搓、掐、捣、擦、运、摇、挤 13 种手法。

一、推法

以拇指或食、中两指的螺纹面作为着力点，附着于患儿一定部位的皮肤表面或穴位上，做单方向的直线或环旋运动，称为推法。临床上根据操作方向的不同分为直推法、旋推法、合推法和分推法。

(一)操作方法

1. 直推法　患儿取坐位或卧位，操作者以一手握持患儿肢体，使其被操作部位或穴位向上。操作者另一手拇指自然伸直，以螺纹面或其拇指端的桡侧缘着力(图 4-69)，或食、中两指伸直，以螺纹面着力在被操作部位或穴位上做单方向的直线推动(图 4-70)。频率在每分钟 250～300 次。

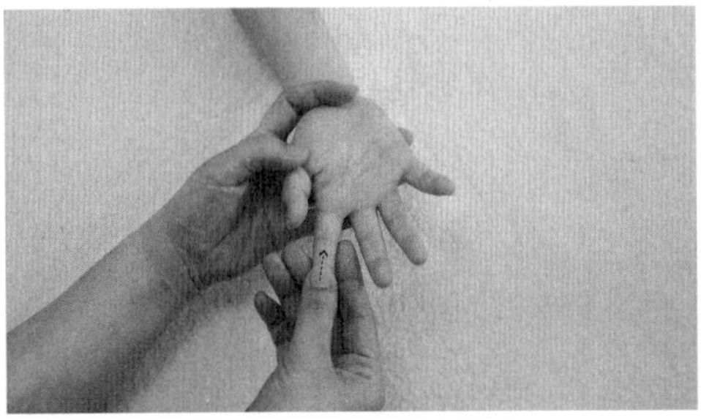

图 4-69 拇指直推法

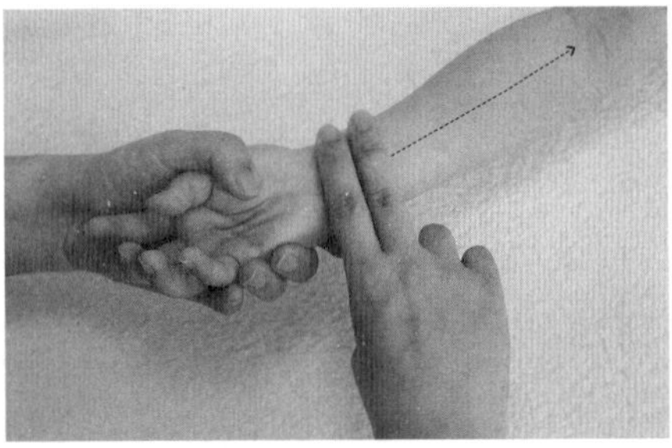

图 4-70 食中指直推法

2. 旋推法　患儿取坐位或卧位，操作者以拇指螺纹面着力于被操作部位或穴位上，拇指主动运动，带动着力部位作顺时针方向的环旋移动。频率在每分钟150～200次(图4-71)。

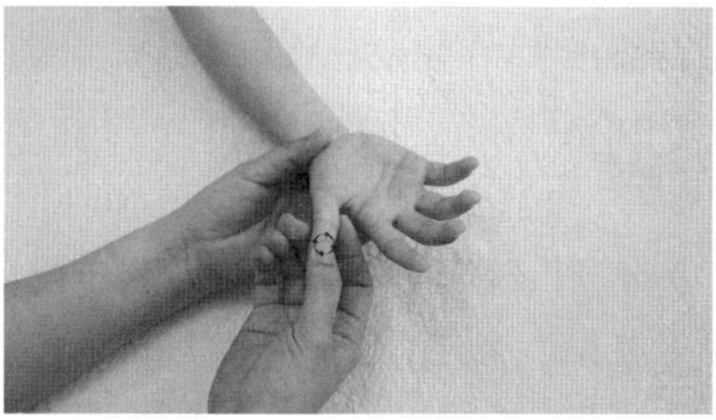

图4-71　旋推法

3. 合推法　患儿取坐位或卧位，操作者以双手拇指螺纹面或桡侧缘，或双手大鱼际或双掌着力，附着于患儿所需治疗的部位或穴位两旁，用腕部或前臂发力，带动着力部分从两旁向中间做单方向的合向推动(图4-72)。

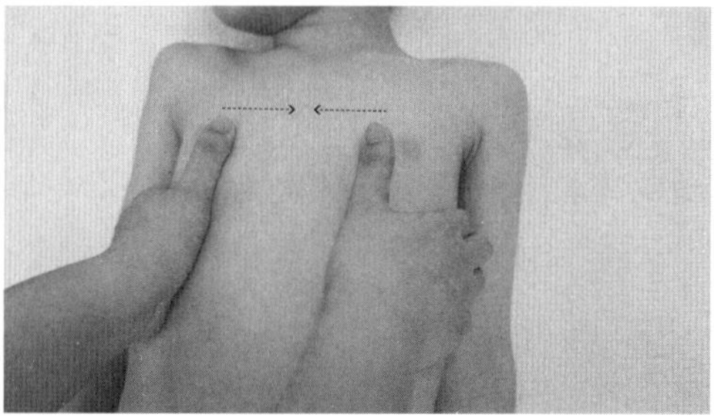

图4-72　合推法

4. 分推法　分推法与合推法是相对而言的。患儿取坐位或卧位，操作者以双手拇指螺纹面或桡侧缘，或双手大鱼际或双掌着力，附着于患儿所需治疗的部位或穴位上，用腕部或前臂发力，带动着力部分从穴位或部位的中间向两旁做单方向的反向推动。一般分推和合推均可连续分推或合推20～50次(图4-73)。

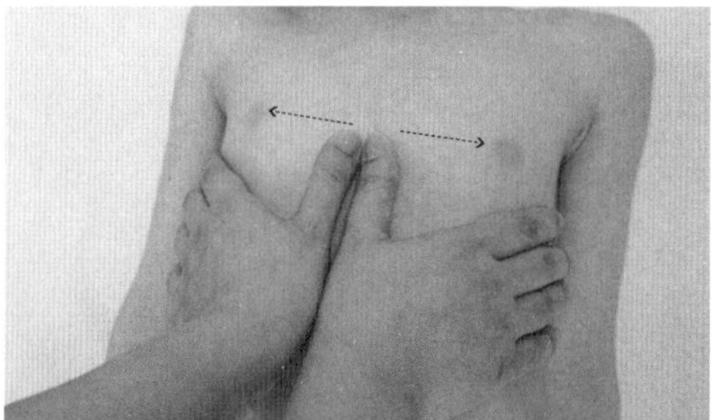

图4-73　分推法

（二）操作要领

1. 直推法　操作者肩、肘、腕关节自然放松，用拇指着力做直推法的时候，主要依靠拇指的内收和外展活动，用食、中指做直推法的时候则靠肘关节的屈伸运动。操作时，动作要轻快连续，在表皮操作，一拂而过，以皮肤不发红为宜。直推法可根据具体需要采用单手或双手，拇指或食、中两指，但必须行似直线，不可歪斜。

2. 旋推法　操作者肩、肘、腕、掌指关节放松，仅依靠拇指在体表做小幅度的旋转推动，不带动皮下组织。旋推法的操作速度较直推法缓慢。

3. 合推法　操作时操作者主要依靠肘关节的屈伸活动带动指、掌在着力部位两旁向中间作直线合推，动作幅度较小，应避免皮肤向中间皱起。

4. 分推法　其动作和要求基本同合推法相同，但推动方向相反。分推法除了直线分推外还有弧线分推。弧线分推主要依靠腕部和拇指掌指关节的内收外展活动实现。分推时直线分推较弧线分推速度快。

（三）注意事项

(1)推法作用于患儿体表，操作者需做到动作轻柔，不可推破皮肤，所以会强调使用介质。临床会根据疾病的具体情况选取合适的介质，对症的介质有时候有事半功倍的作用。

(2)操作者在操作时手法需连续轻快，不可呆滞。

（四）临床应用

直推法一般应用于小儿推拿特定穴里面的线性穴，比如开天门、推大肠、清天河水、推天柱骨等，具有通散的功效。旋推法主要用于手部五经穴和面部穴位，比如旋推脾经、肺经，具有调和脏腑的功效。合推法临床应用较少，一般适用于腕掌部、头面部和胸腹部，比如合推手阴阳，有通和阴阳之效。分推法适用于头面部、胸腹部、肩胛部和腕掌部，比如分推腹阴阳，分推肩胛骨，具通利气血之功。

二、摩法

以手掌掌面或食、中、无名、小指指面附着于患儿体表一定部位或穴位做环形而有节律的抚摩，不带动皮下组织，称为摩法。摩法可分为掌摩法和指摩法。

（一）操作方法

1. 掌摩法　患儿取卧位，操作者指掌自然伸直，腕关节微背伸，用掌面着力于患儿施术部位，前臂主动运动，通过腕关节连同着力部位做顺时针或逆时针的环形抚摩。抚摩频率一般在每分钟 100～120 次(图 4-74、图 4-75)。

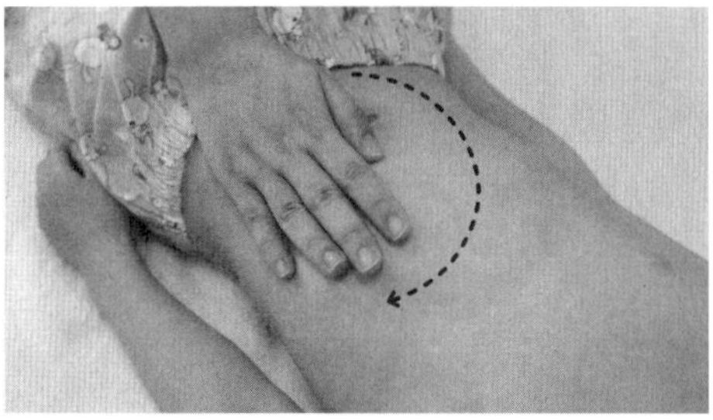

图 4-74 掌摩法(顺时针)

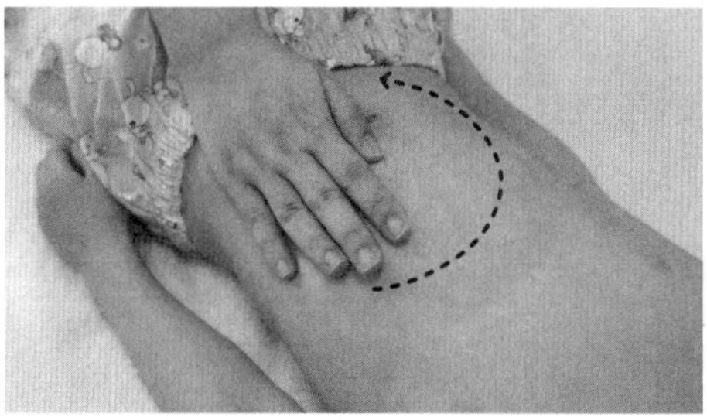

图 4-75 掌摩法(逆时针)

2. 指摩法 患儿取卧位，操作者食、中、无名、小指并拢，指掌关节自然伸直，微悬腕，用四指指面着力于患儿施术部位，通过腕关节运动在着力部位做顺时针或逆时针的环形抚摩。抚摩频率基本同掌摩法(图 4-76)。

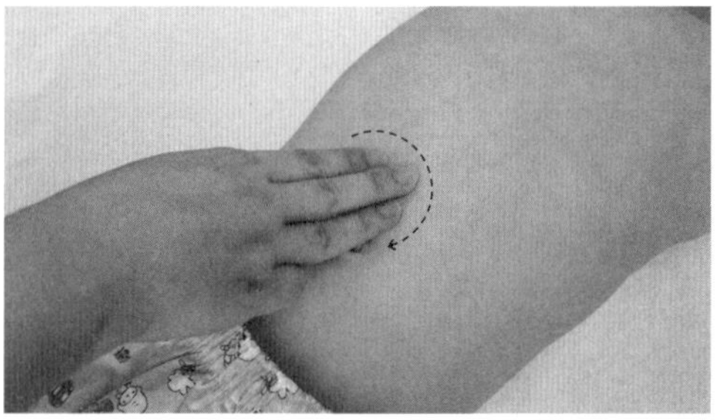

图 4-76 指摩法

(二)操作要领

(1)指掌要自然伸直，腕部放松，肘关节微屈，指掌着力部位需自然，不可用力下压。

(2)动作发力是以前臂带动腕关节或腕关节带动手指在施术部位做盘旋活动。

(3)摩法动作轻缓柔和，掌摩法较重缓，指摩法较轻快。

(三)注意事项

摩法是推拿手法中最轻柔的一种，接触面大，动作轻缓是其主要特点，操作时不带动皮下组织。

(四)临床应用

摩法刺激轻柔缓和，主要运用于胸腹部的操作。该法多应用于脘腹疼痛、食积胀满、便秘腹泻等症的治疗，比如顺时针摩腹具有消积导滞，助运通便的作用。

三、捏法

以拇指与食、中、无名、小指 4 指或拇指与食、中两指指面做对称性用力，捏拿患儿皮肤，称为捏法。因小儿推拿中主要应用于脊柱，故又称为捏脊法，在民间又称“翻皮肤”。捏脊根据操作手势分为四指在上捏法（多用于南方）（图 4-77）和拇指在上捏法（多用于北方）（图 4-78）。

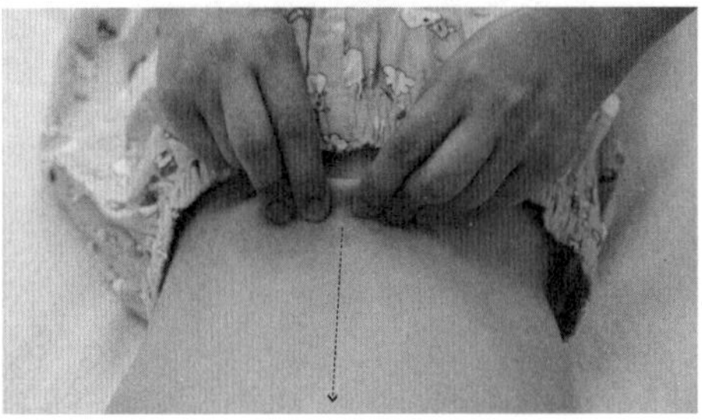
图 4-77 四指在上捏法

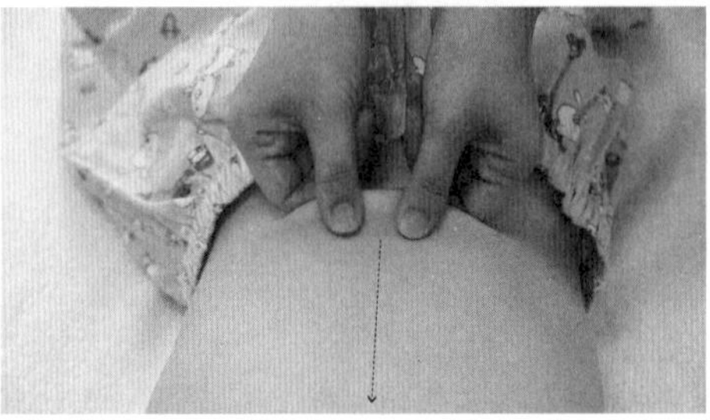
图 4-78 拇指在上捏法

（一）操作方法

1. 四指在上捏法　患儿俯卧位，裸露背部，操作者双手呈半握拳状，拳心向下，拳眼相对，用两拇指指面或指面桡侧缘着力，吸定并顶住患儿龟尾穴旁的肌肤，食、中两指的指面前按，拇、食、中 3 指同时用力夹持住该处皮肤并稍提起，然后双手交替用力，自下而上向前推行至大椎穴处。

2. 拇指在上捏法　患儿俯卧位，裸露背部，操作者双手呈半握拳状，拳心相对，拳眼向上，用食指上 2/3 桡侧缘和背侧着力，吸定并顶住患儿龟尾穴旁的肌肤，拇指端的指面前按，拇、食两指同时用力夹持住该处皮肤并稍提起，然后双手交替用力，自下而上向前推行至大椎穴处。

（二）操作要领

（1）肩、肘关节要放松，腕指关节配合协调灵活。

（2）捏拿肌肤需适量，捏拿过多不易向前推动，过少则会容易滑脱且疼痛明显。

（3）捏拿时手法轻重适中，不能拧转肌肤。

（4）捏脊操作时要有节律性和连贯性，动作要协调。

（三）注意事项

操作时间的长短和手法强度的轻重以及操作部位的大小要适中，避免过度刺激。某些患儿肌肤较紧致，捏拿肌肤操作困难，可适度采用拇指在后顶住肌肤，食、中、无名、小指四指在前相对轻捏起肌肤，快速推行至大椎穴。

（四）临床应用

捏法主要运用于脊柱，故称为捏脊。又因该法主治疳积，也称为捏积。该法有通调脏腑，强身健体的作用，平时多用于各种疾病的防治和日常保健使用。

四、揉法

以掌根、大鱼际、手指指端或螺纹面，附着于患儿一定部位或穴位处，做轻柔缓和的环旋运动，并带动该处的皮下组织一起揉动，称为揉法。揉法是小儿推拿常用手法，根据施术者着力部位的不同，分为掌根揉法、鱼际揉法和指揉法。

（一）操作方法

1. 掌根揉法　操作者以掌根部作为着力点，附着于治疗部位上，稍向下用力，腕部放松，前臂摆动带动腕部及着力部位，连同前臂及施术部位的皮下组织一起做轻柔缓和的顺时针或逆时针方向的环旋揉动。

2. 鱼际揉法　操作者以大鱼际部作为着力点，附着于治疗部位上，稍向下用力，腕部放松，前臂摆动，通过腕关节带动着力部位在治疗部位上连同该处皮下组织做轻柔缓和的顺时针或逆时针方向的环旋揉动。

3. 指揉法　操作者以拇指或中指的螺纹面或指端，或食、中、无名指螺纹面作为着力点，附着于治疗部位上，带动治疗部位及该处皮下组织一起做轻柔缓和的顺时针或逆时针方向的环旋揉动。指揉法根据着力部位数量的不同，分为单指揉法（图4-79），双指揉法和三指揉法。

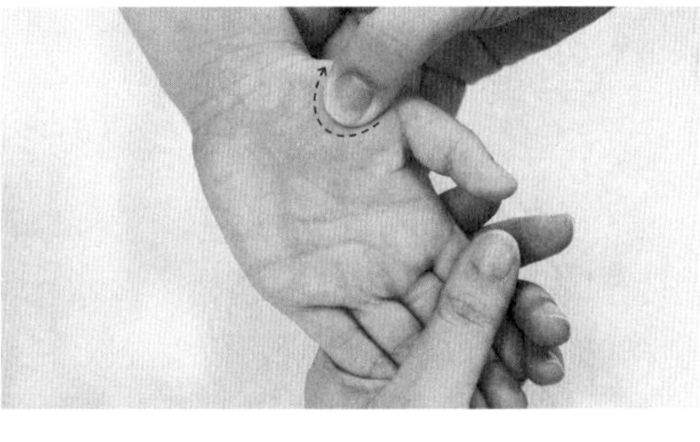

图4-79　单指揉法

（二）操作要领

（1）操作者肩、肘、腕关节自然放松，指面或掌面自然吸附于施术部位，腕关节联动前臂一起做回旋活动。

（2）揉法动作轻柔、缓和而有节律性，频率为每分钟120～160次。

（三）注意事项

（1）揉法操作时，不能摩擦患儿着力部分，也不能下压过重。

（2）揉法和摩法很相似，区别在于揉法着力相对较重，需带动皮下组织一起揉动，摩法则不带动皮下组织。

（四）临床应用

本法适用于患儿全身各处穴位，具有宽胸理气、通调经脉、活血化瘀、消肿止痛的作用。鱼际揉法适用于头面部、胸腹部，掌根揉法常用于脘腹部、腰背部，如揉中脘、揉脐。单指揉法适用于全身各穴，如揉足三里、揉膻中、揉支沟。双指揉和三指揉适用于肺俞、肾俞、揉脐和天枢等穴位。

五、按法

以拇指或中指指端或螺纹面，或掌面（掌根）附着于患儿一定部位或穴位上，垂直逐渐向下用力，按而留之称为按法。根据着力部位不同，分为指按法和掌按法。

（一）操作方法

1. 指按法　指按法分为拇指按法和中指按法。

（1）拇指按法：操作者拇指伸直，其余 4 指握空拳，用拇指指端或螺纹面着力，附着于患儿一定部位或穴位上，向下垂直用力，按而留之，持续一段时间后放松，再继续向下按压，如此一压一松反复操作（图 4-80）。

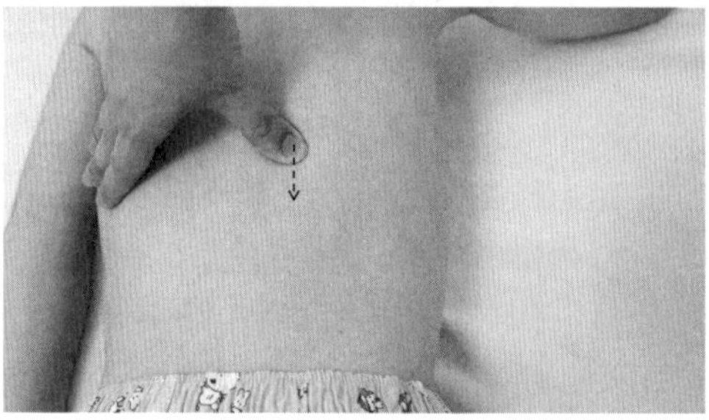

图 4-80　拇指按法

（2）中指按法：操作者中指指间关节、掌指关节略屈，稍悬腕，用中指指端或螺纹面着力，附着于患儿一定部位或穴位上，向下垂直用力，按而留之，持续一段时间后放松，再继续向下按压，如此一压一松反复操作。

2. 掌按法　操作者五指自然放松，腕关节背伸，用掌面或掌根着力，附着于患儿需要治疗的部位或穴位上，垂直用力，向下按压，按而留之持续一段时间（图4-81）。

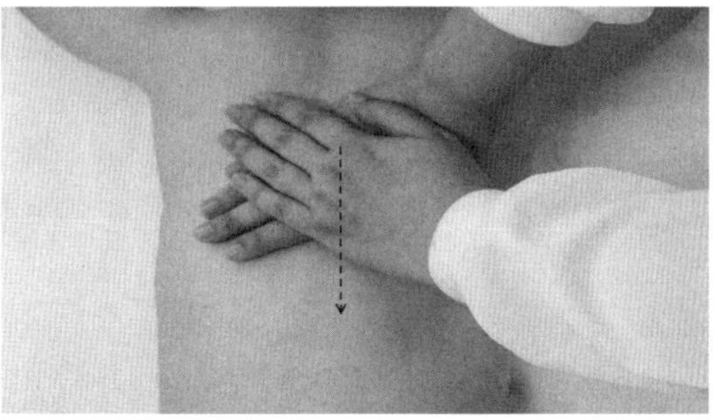

图 4-81　掌按法

（二）操作要领

（1）按法操作时用力的方向应与治疗部位垂直，常与揉法配合使用。

（2）按法的力量强度是逐渐从轻到重，再从重到轻，平稳而持续。

（3）按压时要紧贴治疗部位，不可移动。

（三）注意事项

（1）按法操作时不可骤然按压或松开，力量需平稳过渡。

（2）儿童操作按法时需注意力量，不可力量过大，忌用肘按法，双拇指交叠按法等加大力量的方式。根据患儿的体质、病情、耐受度选择适宜力量。

（四）临床应用

指按法在小儿推拿中较为常用，适用于全身各部的经络和穴位。指按法刺激量相对较强，有“以指代针”的说法。临床上多与揉法相结合使用，如按揉天突穴，起止咳化痰之效；按揉身柱穴，起补肾助长之效；按揉血海穴，起平肝息风之效。掌按法适用于面积大而又较为平坦的部位，如腰背部、胸腹部，掌按背部时有整复关节的作用。

六、拿法

用拇指和食、中两指，或用拇指和其余四指对称用力，提拿患儿某一部位或穴位处的肌筋，逐渐用力内收并稍向上提，并做一紧一松的拿捏动作，称为拿法。有“捏而提起谓之拿”的说法。用中指指端扣拨某穴位，或用一手拇、食指对称用力按压某穴位的方法也称为拿法。

（一）操作方法

患儿取坐位，操作者用拇指与食、中两指的螺纹面相对用力，夹持住患儿某一部位或穴位处的肌筋,逐渐用力内收并稍向上提,进行一紧一松、轻重交替、持续不断的提捏动作(图 4-82)。

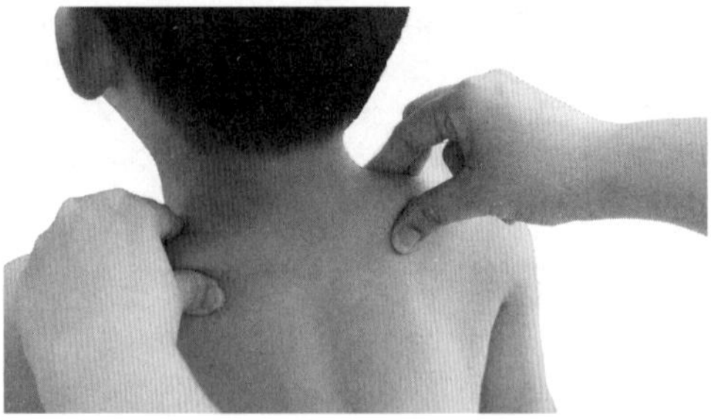

图 4-82 拿法

(二)操作要领

(1)操作时用力要由轻到重,缓慢增加力量,循序渐进,逐步渗透,动作柔和。

(2)肩、肘、腕关节要放松,手掌蓄虚掌,着力部位要紧贴患儿被操作部位或穴位处。

(3)操作时要蓄劲于掌,灌注于指,拇指与其相对用力的其余指主动运动,以相对之力进行捏拿。

(三)注意事项

(1)操作时不能用指端和爪甲相对用力内扣。

(2)操作时不能突然发力或使用暴力,也不可拿住不放,一紧一松,节奏连贯,不能断断续续。

(3)拿法刺激量相对较强,患儿操作完拿法后需继续以抚摩手法舒缓,以缓解不适。

(四)临床应用

拿法刺激量较大,多使用于颈项、肩部、四肢和一些肌肉较丰满的穴位及肌筋处。临床常用的拿法部位和穴位有拿肩井、拿五经、拿风池,常起到发汗解表,止惊定搐的作用,能治疗风寒感冒、惊风等。拿法还有提神、解痉的作用。

七、搓法

用双手的掌面夹持住或平压住患儿肢体某一部位或穴位,交替或同时相对用力地做方向相反的来回快速搓摩,并在原部位或同时做上下往返移动,称为搓法。

(一)操作方法

患儿取坐位,操作者以双手的掌面为着力点,附着于患儿某一部位两侧,相对用力夹持住患儿该部位做方向相反的来回快速搓摩,并在原部位或作上下往返移动(图 4-83)。临床也可用双掌面小鱼际夹住患儿某一部位做搓法,或用单掌面贴于某部位做单向的摩挲。小儿推拿中也有把手指指面在小儿经穴上做往来摩挲谓之搓的。小儿推拿中也有将手指的捻法称为搓指。

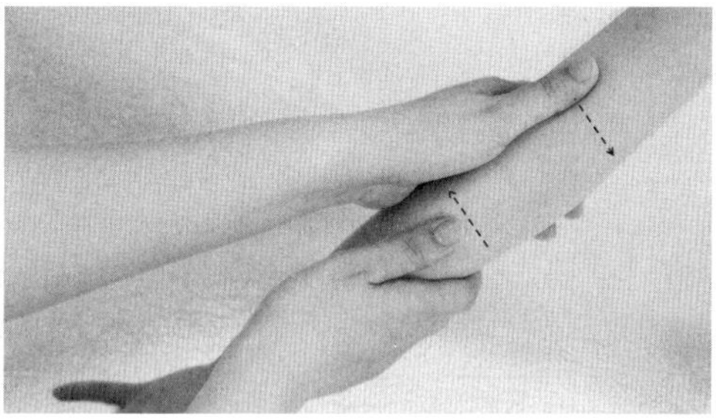

图 4-83 搓法

(二)操作要领

(1)操作者肩、肘、腕关节要自然放松,双手发力要对称,搓动频率要快,位置移动要慢,做到紧搓慢移,灵活而连续。

(2)搓法用于上肢部的操作时,嘱患儿上肢放松,自然下垂,要让患儿的上肢随着手法略微摆动。

(3)操作时力量重而不滞,轻而不浮。

(4)搓动幅度要小,力度要均匀。

(三)注意事项

操作时动作柔和连续,不可使用蛮力,避免生硬粗暴施力损伤患儿皮肤和筋脉。

(四)临床应用

临床主要应用于躯干和四肢。在小儿推拿里,一般多用于患儿的胁肋部,具有调和气血,疏通经络的作用,比如按弦走搓摩。

八、掐法

用拇指指甲由轻渐重垂直掐压患儿的某一部位或穴位,称为掐法。

（一）操作方法

患儿取坐位或卧位，操作者手握空拳，拇指微弯曲，以拇指指甲为着力点，附着于患儿需要治疗的部位或穴位上，逐渐垂直用力进行切掐(图 4-84)。

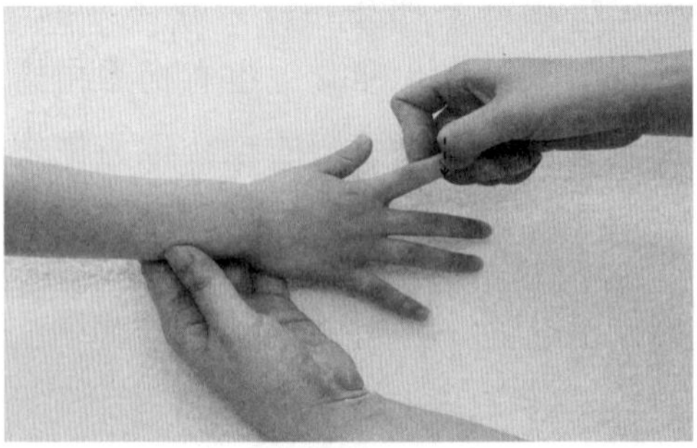

图 4-84　掐法

（二）操作要领

(1)操作者肩、肘、腕关节放松，掐时应垂直向下用力。

(2)操作时可间歇性增强刺激，也可以持续用力，以产生微痛为度。

(3)掐后可加以揉治疗部位，以减轻疼痛，并安抚患儿。

（三）注意事项

掐法是强刺激手法，不宜反复长时间使用，在掐法中控制力度，中病即止，避免掐破皮肤，每次操作 3～5 次。

（四）临床应用

掐法多用于头面部、手足部的点状穴位，具有醒神开窍、镇静息风、清热散结等功效，多应用于急症。临床上掐法更多是与揉法一起使用，称之为掐揉法，比如掐揉小天心，起清心安神之效；掐揉四横纹，起调和气血，退热除烦之效。

九、捣法

用中指指端或食、中指屈曲的指间关节背侧突起部着力，在患儿所需治疗的部位上做有节奏的叩击的方法，称为捣法。又有称为"叩点法"或"指击法"。

（一）操作方法

患儿取坐位或仰卧位，操作者以一手握持住患儿的食、中、无名、小指 4 指，使手掌向上；再用另一手的中指指端或食指、中指屈曲的指间关节背侧突起部着力，其他手指屈曲相握，以腕关节做主动屈伸运动来发力，在治疗部位或穴位上做有节奏的弹性叩击5～20次(图4-85)。

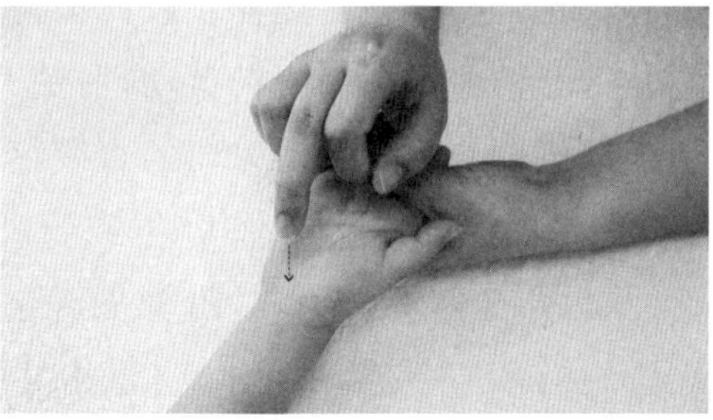

图4-85　捣法

(二)操作要领

(1)操作者以前臂为动力源,腕关节和指间关节需自然放松,要以腕关节为支点,击打穴位时动作要轻快柔和,有弹性、富有节奏。

(2)操作时穴位定位要准确,叩击时接触穴位时间短,快起快落。

(三)注意事项

(1)操作者操作前需将指甲修剪圆钝,平整,以免损伤患儿皮肤。

(2)操作者操作时不宜使用暴力,力度要平稳。

(四)临床应用

捣法可用于头面部、四肢部,具有醒脑开窍、通关活络、安神定志的作用。临床上捣法多用于小天心穴和承浆穴。捣小天心,起镇静安神、清热利尿之效;捣承浆穴起祛风开窍、镇惊安神、通络止痛之效。

十、擦法

用手在患儿体表做直线往返摩擦运动,称为擦法。根据着力部位不同,分为掌擦法、大鱼际擦法(又叫鱼际擦法)、小鱼际擦法(又叫侧擦法)、指擦法。

(一)操作方法

1. 掌擦法　患儿取仰卧位或俯卧位,暴露所要治疗的身体部位。操作者取站位,以手掌面为着力点,附着于治疗部位,稍向下压,继而沉肩、垂肘,前臂内侧与治疗部位相对,腕、掌与五指伸直,以肩关节为支点,上臂前后摆动主动运动,肘关节做屈伸运动,带动手掌面着力点在患儿治疗部位做上下或左右方向的直线往返摩擦运动(图4-86)。

2. 大鱼际擦法(鱼际擦法)　患儿取坐位、仰卧位或俯卧位,暴露所要治疗的身体部位。操作者取站位，以大鱼际为着力点，附着于治疗部位，稍向下压，继而沉肩、垂肘，前臂旋前，掌面朝下，五指自然伸直或拇指伸直与第一掌骨内收和食指并拢，以肩关节为支点，上臂前后摆动主动运动，肘关节做屈伸运动，带动大鱼际面着力点在患儿治疗部位做上下或左右方向的直线往返摩擦运动。

3. 小鱼际擦法（侧擦法） 患儿取坐位、仰卧位或俯卧位，暴露所要治疗的身体部位。操作者取站位，以小鱼际为着力点，附着于治疗部位，稍向下压，继而沉肩、垂肘，前臂取中立位，腕、掌与手指用力伸直，五指并拢，以肩关节为支点，上臂前后摆动主动运动，肘关节做屈伸运动，带动小鱼际面着力点在患儿治疗部位做上下或左右方向的直线往返摩擦运动（图 4-87）。

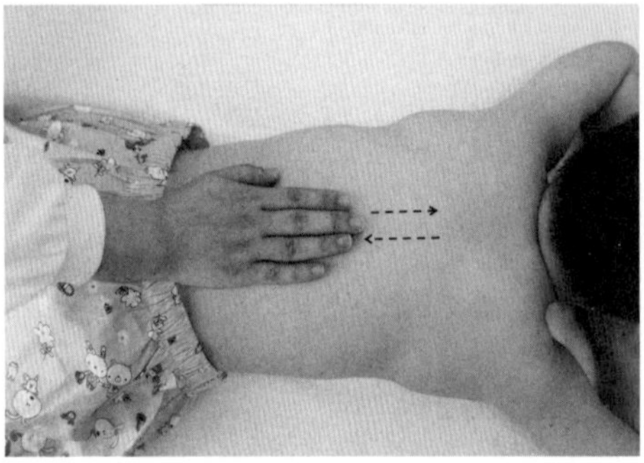

图 4-86 掌擦法

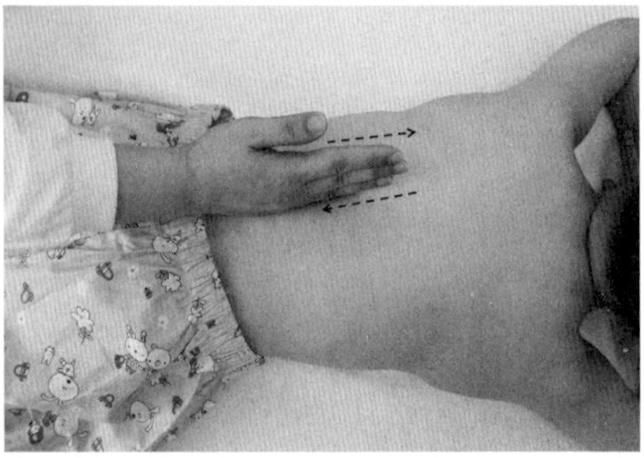

图 4-87 小鱼际擦法

4. 指擦法 患儿取坐位、仰卧位或俯卧位，暴露所要治疗的身体部位。操作者取坐位，以拇指或食、中、无名指的指面为着力点，附着于治疗部位，稍向下压，继而沉肩、垂肘，腕关节伸直，以肘关节主动屈伸来带动拇指或食、中、无名指指面着力点在患儿治疗部位做上下或左右方向的直线往返摩擦运动。

（二）操作要领

（1）着力部位紧贴皮肤，直线往返运动，以局部透热为度。

（2）操作者操作时要沉肩、垂肘，腕部要伸直。

（3）指擦法部位距离较短，以肘关节为支点。掌擦法，大鱼际擦法（鱼际擦法）和小鱼际擦法（侧擦法）操作部位距离均较长，操作者均以肩关节为支点。

（4）擦法的操作动作连续而有节奏，频率在每分钟 100～120 次。

（三）注意事项

（1）操作者在操作时应呼吸自然，切忌屏气操作。

（2）掌擦法、大鱼际擦法（鱼际擦法）、小鱼际擦法（侧擦法）操作时因治疗部位距离长，摩擦力相对较大，应配合具有润滑作用的按摩油、凡士林等作为介质，以透热为度，不能擦破皮肤。指擦法可根据操作部位的具体情况酌情使用介质，如在面部因皮肤薄需使用介质。

(3)操作时因擦法刺激强度大，温力并行，应作为该治疗部位的最后一个手法，擦法使用后的部位不宜再使用其他手法。

(4)擦法操作时力度要均匀，不可出现局部之间力度相差明显。

(四)临床应用

擦法因其着力点选择的多样，可用于患儿头面、颈项、肋间隙、四肢部、肩背、胸腹、脊柱两侧及腰骶部。其中掌擦法多用于肩背、胁肋部；大鱼际擦法多用于四肢、肩胛部；指擦法多用于头面、四肢穴位。擦法温力同行，具有宽胸理气、健脾消食、祛风散寒、舒筋通络、升阳举陷等功效。临床多用于治疗咳嗽、气喘、饮食积滞、脘腹胀满、感冒等病症。比如擦前胸后背的温肺手法用于止咳化痰；擦涌泉穴补肾；擦腰骶部肾俞、命门助长等。

十一、运法

用拇指或中指的指端或螺纹面，在穴位上由此及彼做弧形或环形推动，称为运法(图 4-88)。运法也是推动的动作，故在某些书籍中也称为运推法，并归入推法。

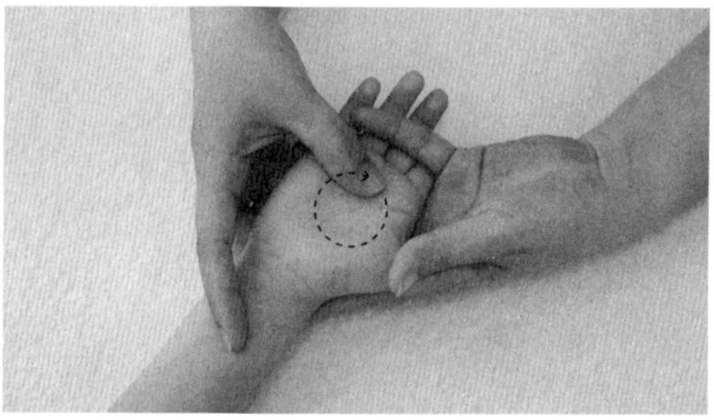

图 4-88 运法

(一)操作方法

患儿取坐位或仰卧位，操作者以拇指或中指的指端或螺纹面为着力点，附着于患儿所要治疗的经穴局部或几个经穴之间，由此及彼做环形或弧形的推摩运动。

(二)操作要领

(1)操作时用力需保持均匀和缓，动作宜轻不宜重，宜缓不宜急，运法较推法用力轻，仅在患儿操作部位体表作轻轻旋转摩动，不带动深层肌肉组织，频率为每分钟80～100次。

(2)操作时着力点紧贴患儿体表。

(3)操作时宜配合介质。

(三)注意事项

运法较摩法轻,操作时轻轻推摩,不带动皮下组织。

(四)临床应用

运法多用于头面部和手部的点状、弧形或圆形穴位。运法具有宽胸理气、健脾和胃、清热解表、清热除烦的作用,临床常应用于厌食、呕吐、便秘、腹泻、感冒、咳喘等病的治疗。常用的运法有复式操作手法中的运水入土、运土入水,以及运内八卦、运内劳宫等。

十二、摇法

将患儿肢体关节做被动性的环形旋转运动,称为摇法(图4-89)。

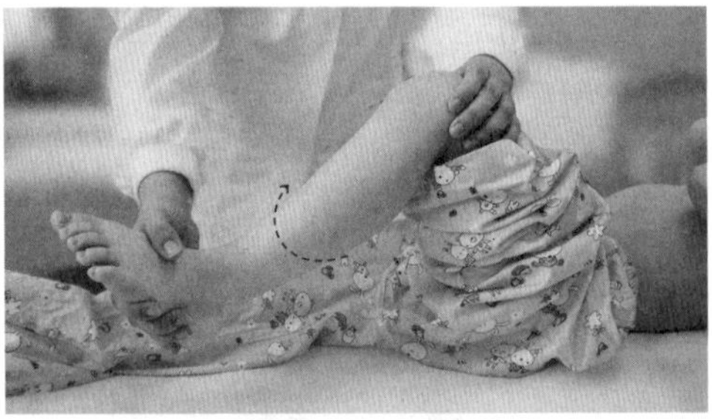

图4-89 摇法

(一)操作方法

患儿取坐位或卧位,操作者用一手托(握、扶)住患儿所需摇动关节的近端,另一手托(握)住该处关节的远端肢体,操作者两手协同发力做顺时针或逆时针的摇转动作。在传统小儿推拿手法的记载中,运法除了上文提到的运推法以外,也把摇动关节的手法称为运法,如摇肘关节又称为运肘。

(二)操作要领

(1)操作时动作要和缓轻柔,要求频率宜缓不宜急,力度宜轻不宜重。

(2)摇动关节时发力一定要稳,不能使用暴力,力量要由轻到重,循序渐进。

(3)配合扳法使用时,操作部位定位要准确,强调定点定位,操作到位。

（三）注意事项

（1）摇法操作时摇动关节的幅度要由小到大，但不能超过该关节的正常生理范围。

（2）摇法操作时要密切观察患儿的疼痛情况，不可勉强治疗。

（四）临床应用

摇法是对所需治疗的关节做被动的摇转动作，具有通利关节的作用，治疗时讲究顺势而为。临床上多应用于肘、肩、腕、踝、膝关节等。摇法时可配合扳法，用以整复关节，常用的比如摇月斗肘。

十三、挤法

用双手拇、食指相对用力向中心挤压患儿治疗部位或穴位的皮肤，称为挤法（图 4-90）。

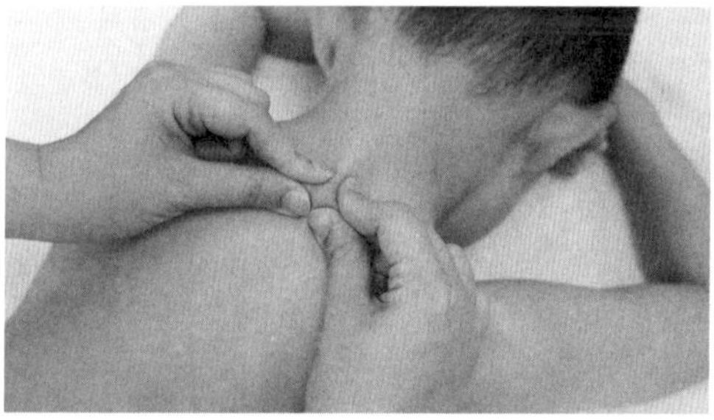

图 4-90　挤法

（一）操作方法

患儿取坐位或卧位，操作者用双手拇指螺纹面桡侧缘、食指螺纹面尺侧缘共 4 个部位作为着力点，附着于患儿所需要操作的部位或穴位四周，然后拇、食指 4 指相对用力，将治疗部位或穴位的皮肤从四周夹起，并向中间对按、挤压、提起。该操作需连续操作数次，以局部皮肤产生痧点或痧斑为度。

（二）操作要领

操作时选取的治疗部位或穴位需准确，双手用力要均匀对称。

（三）注意事项

（1）该法作用面小，刺激强度大，连续操作次数不宜过多，以操作部位出现痧点或痧斑为度。

（2）操作时不可力量过大，也不可用爪甲抠掐。

（四）临床应用

挤法作用面小，适用于全身各部位和穴位，常用于颈项、背脊、咽喉部和四肢。该法具有疏风散寒、清热止痛、止咳化痰的作用。临床应用时常与捏法合用，称挤捏法。比如挤捏天突穴用于治疗咳嗽咳痰；挤捏大椎穴用于治疗外感风寒。在儿童中运用时会以挤捏背部两侧膀胱经的经穴来代替背部刮痧。

第五章　小儿常见病症的推拿疗护

小儿推拿适应证较广，常用于发热、咳嗽、感冒、腹痛、腹泻、呕吐、消化不良、少食、厌食、疳积、哮喘、支气管炎、夜啼等治疗，以及小儿保健与预防。

第一节　发热

发热是指体温升高超出1天中正常体温波动的上限，通常采用腋温≥37.5℃或肛温≥38℃来定义发热。体温≤38℃为低热，38.1～38.9℃为中度发热，39～40.9℃为高热，≥41℃为超高热。发热是儿科最常见的症状之一，很多急、慢性病症均可出现发热。

发热可分为外感发热和内伤发热两大类型。小儿形气未充、腠理疏薄、卫表不固，加上冷热不能自调，易为六淫之邪侵袭，其中尤以感受风寒、风热或暑热为多。邪气侵袭机体，邪正相争于肺卫，卫外之阳被郁而致发热。内伤发热多由小儿先天不足或后天失养，或久病伤阴而致肺肾不足，阴液亏损引起发热；或由于外感误治或乳食内伤，造成肺胃壅实，郁而化热；亦可因劳倦过度、饮食失调，或久病失于调理，以致中气不足，虚火内生而引起发热。

一、证候分型

1. 外感发热　偏于风寒者可见发热，恶风寒，头痛，无汗，鼻塞，流涕。舌质淡红，苔薄白，脉浮紧，指纹鲜红；偏于风热者可见发热，微汗出，口干，鼻流黄涕。苔薄黄，脉浮数，指纹红紫。

2. 阴虚内热　午后发热，手足心热，形瘦神疲，盗汗，食纳减少。舌红苔剥，脉细数无力，指纹淡紫。

3. 肺胃实热　高热，面红，气促，不思饮食，便秘烦躁，渴而引饮。舌红苔燥，脉数有力，指纹深紫。

4. 气虚发热　劳累后发热，低热，语声低微，懒言乏力，动则自汗，食欲不振，形体消瘦。舌质淡，苔薄白，脉虚弱或沉细无力，指纹色淡。

二、推拿指征

非严重感染、非严重组织损伤的发热患儿。

三、基本处方

(1)患儿取仰卧位，开天门(图 5-1)50 次，推坎宫(图 5-2)50 次，揉太阳(图 5-3)100 次，清肺经(图 5-4)300 次，清天河水(图 5-5)100 次。

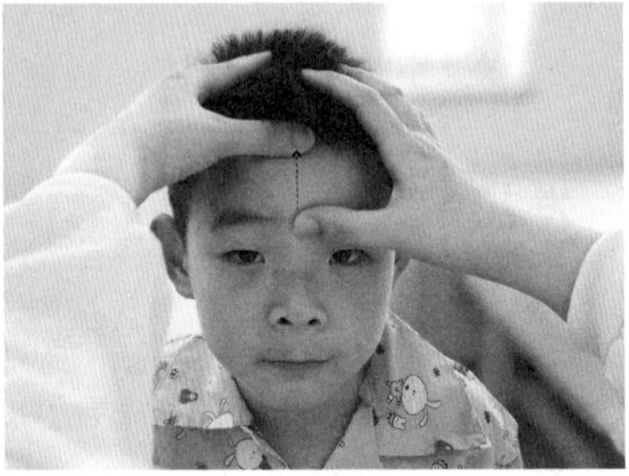

图 5-1　开天门

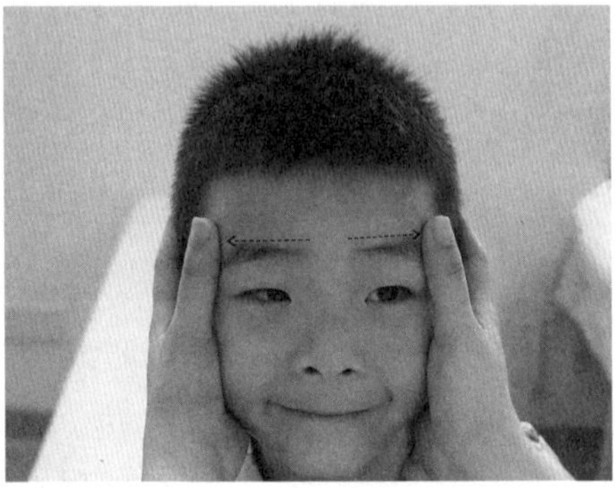

图 5-2　推坎宫

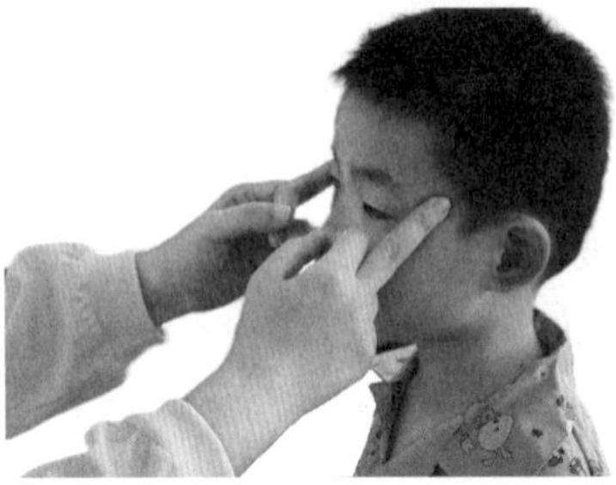

图 5-3　揉太阳

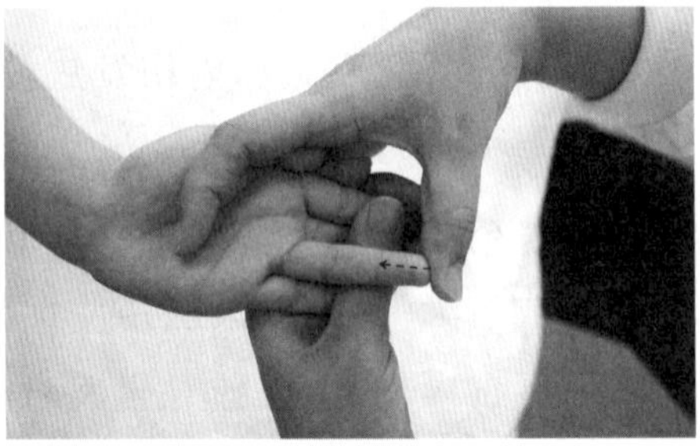

图 5-4　清肺经

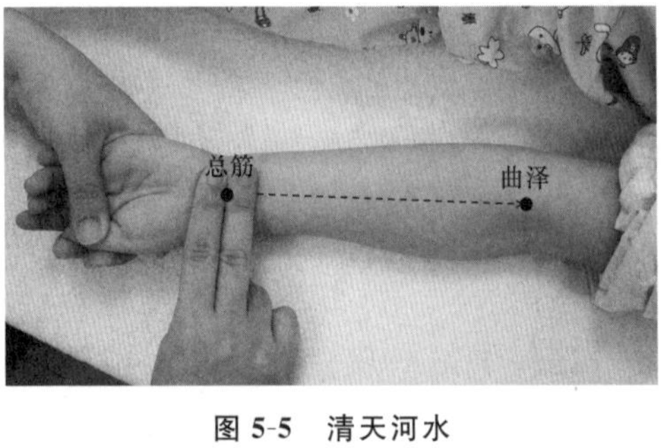

图 5-5　清天河水

(2)患儿取俯卧位，先用摩法轻摩患儿脊柱(图 5-6)，自上而下 3～5 遍，再用食、中二指指腹直推脊柱 100 次(图 5-7)。

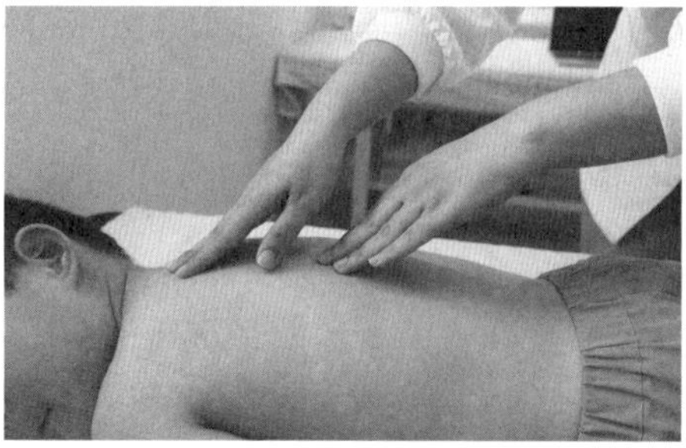

图 5-6　轻摩脊柱

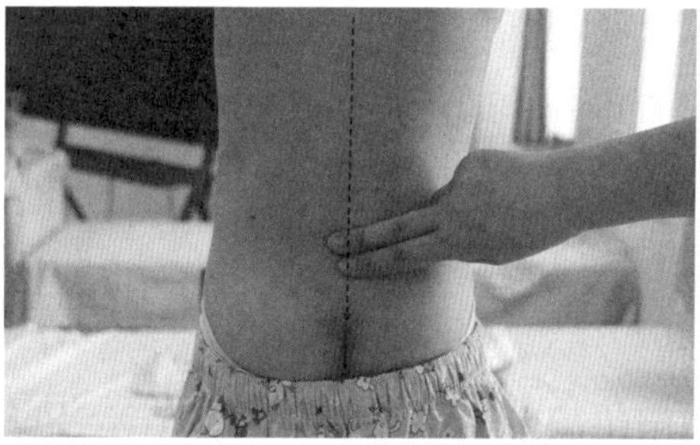

图 5-7　推脊柱

四、辨证加减

1. 外感发热　清肺经 300 次，开天门、推坎宫、揉太阳各 30 次。风寒者加推三关 200 次，掐揉二扇门 30 次，掐风池 5 次；风热者加推脊柱 100 次。

2. 阴虚内热　补肺经、补脾经、揉上马、推涌泉各 300 次，按揉足三里、运内劳宫各 200 次。

3. 肺胃实热　清肺经、清胃经、清大肠各 300 次，揉板门 50 次，运内八卦 100 次，揉天枢 100 次。

4. 气虚发热　补肺经、补脾经、运内八卦、摩腹、分推腹阴阳、揉足三里、揉脾俞、揉肺俞各 200 次。

五、操作注意事项

(1)本病以早期治疗为宜。若为化脓性感染引起的发热，则要采用综合疗法。

(2)高热患儿可每日推拿治疗 2 次，一般发热者可每日推拿治疗 1 次。

(3)发热的原因复杂，必须详细诊察，明确诊断。

(4)临床上可配合西药、中药、针灸、刮痧等其他疗法治疗。

六、居家调护

1. 预防　切忌为小儿添加过多衣被，以既不受凉又能保持皮肤干爽为宜。

(1)衣着不宜过多。

(2)居室空气要流通，即便室内有空调或供暖，也不宜紧闭门窗。

(3)鼓励饮水，保持口舌滋润，小便通畅、清亮。

(4)注意营养，不宜偏食挑食，可多吃水果，尤其是西瓜，既能补充水分、糖分和维生素，又能清热。此外，还要注意保持大便通畅。

2. 饮食护理　饮食护理的原则是选择易消化、富有营养的饮食，少量多次饮水，避免强求小儿饮食导致进食过量而加重胃肠负担。发热时小儿体内各种营养素的消耗均增加，消化液产生减少，再加上小儿的胃肠功能本身就弱，导致小儿的胃肠功能降低。所以，发热的小儿很容易出现食欲减退、恶心、呕吐、腹痛和腹泻等症状。病程长、持续高热的小儿更应注意补充营养，因此，在每次热退后，精神、食欲好转时应及时给小儿加餐。食物要软、易消化、清淡，如米汤、稀粥、乳制品、豆制品、蔬菜、面条等。发热是一种消耗性疾病，因此还应给小儿补充含高蛋白的食物，如肉、鱼、蛋等，但要忌食油腻食物，也可吃少量水果。饮食要少量多次，切不可暴饮暴食。

七、健康指导

(1)加强护理，慎衣着，适寒热，避风邪。

(2)注意调节饮食，不吃不洁食物，以顾护脾胃，促进患儿早日康复。

(3)积极治疗原发病，对感染性发热者可配合药物治疗。

第二节　咳　嗽

咳嗽是小儿肺系疾病的一个常见症状，是呼吸道的一种保护性反射动作。咳嗽可见于多种呼吸道和肺部疾病，如感冒、肺炎等均可出现咳嗽。本病一年四季都可发生，尤以冬春季节为多。多数患儿预后良好，有少部分患儿反复发作，日久不愈。本病相当于西医学的急、慢性支气管炎等疾病。

咳嗽可分为外感咳嗽和内伤咳嗽。外感咳嗽多因机体感受外邪所致。肺为娇脏，职司呼吸，其性肃降，上连咽喉而开窍于鼻，外合皮毛，主一身之表，居脏腑之上。外感邪气，首当犯肺。小儿形气未充，肌肤柔弱，卫外功能较差。当风寒或风热外侵，邪束肌表，肺气不宣，清肃失职，痰液滋生；或感受燥气，气道干燥，咽喉不利，肺津受灼，痰涎凝结均可引起咳嗽。内伤咳嗽多因患儿平素体虚；或外感咳嗽，日久不愈，耗伤正气，致肺阴虚损，肺气上逆；或因小儿先天脾胃虚弱，易为乳食所伤，致脾胃虚寒，健运失职，水湿内停，痰湿内生，上贮于肺，壅阻气道，使肺气不得宣畅。

一、证候分型

1. 风寒咳嗽　冬春多发，咳嗽有痰，咳痰稀薄，鼻塞，流涕，恶寒发热，头痛。舌淡红苔薄白，脉浮紧，指纹浮红。

2. 风热咳嗽　咳嗽有痰，痰黄黏稠，不易咳出，鼻流浊涕，咽喉肿痛，发热汗出，大便秘结，小便黄数。舌红苔薄黄，脉浮数，指纹浮紫。

3. 内伤咳嗽　干咳少痰，久咳不止，伴手足心热，午后潮热，口渴咽干，食欲不振，形体消瘦，倦怠乏力。舌红苔少乏津，脉细数，指纹紫滞。

二、推拿指征

非结核、肿瘤及气道异物引起的咳嗽患儿。

三、基本处方

(1)患儿取仰卧位，清肺经(图 5-8)100 次，顺运内八卦(图 5-9)100 次；按揉天突(图 5-10)50 次，双指揉乳根(图 5-11)及乳旁(图 5-12)50 次，揉膻中(图 5-13)100 次。

(2)患儿取俯卧位，双指揉双侧风门(图 5-14)100 次，揉双侧肺俞(图 5-15)100 次；轻摩脊柱(图 5-16)，从上而下 3～5 遍。

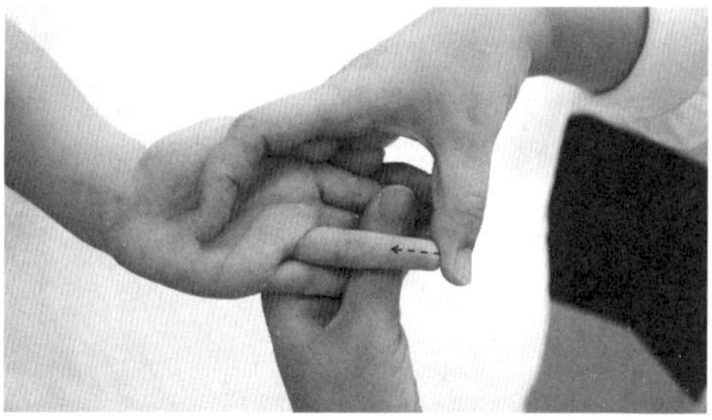

图 5-8　清肺经

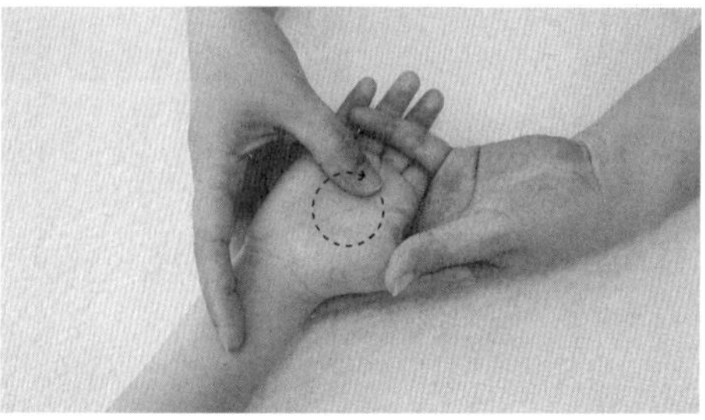

图 5-9　顺运内八卦

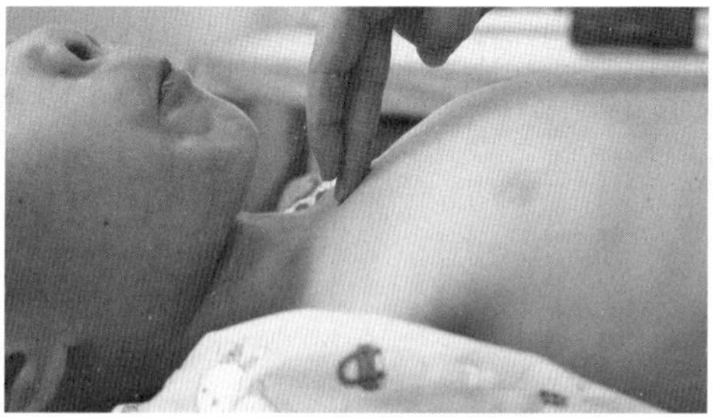

图 5-10　揉天突

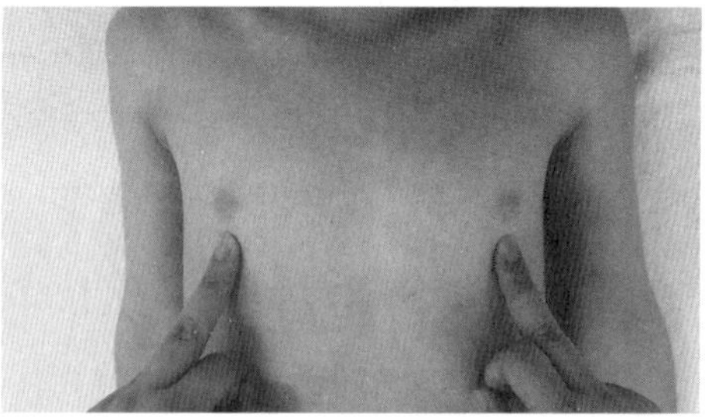

图 5-11　揉乳根

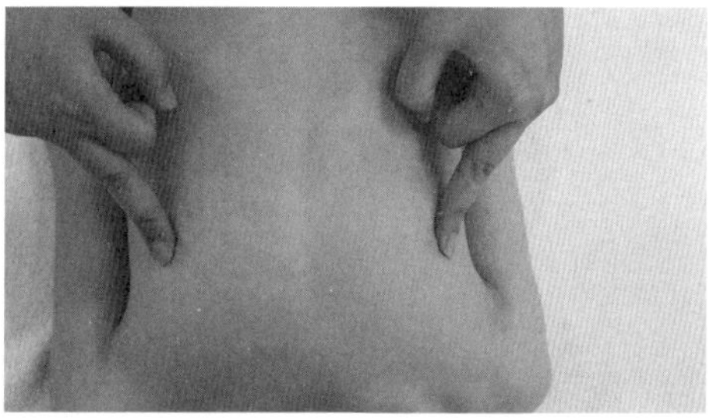

图 5-12　揉乳旁

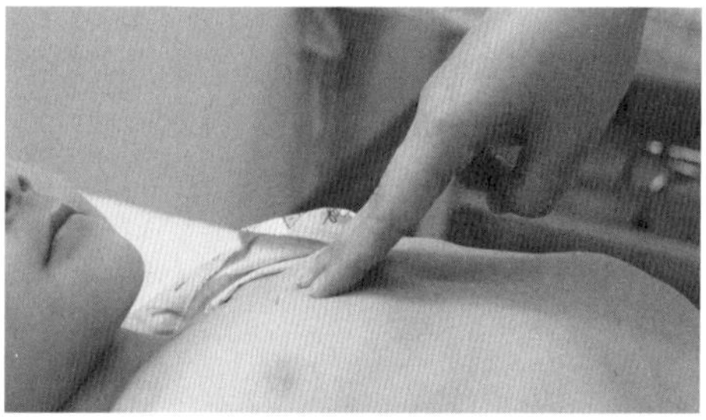

图 5-13　揉膻中

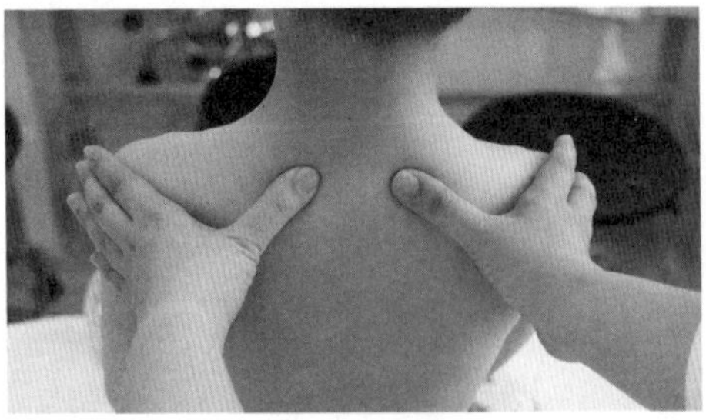

图 5-14 揉双侧风门

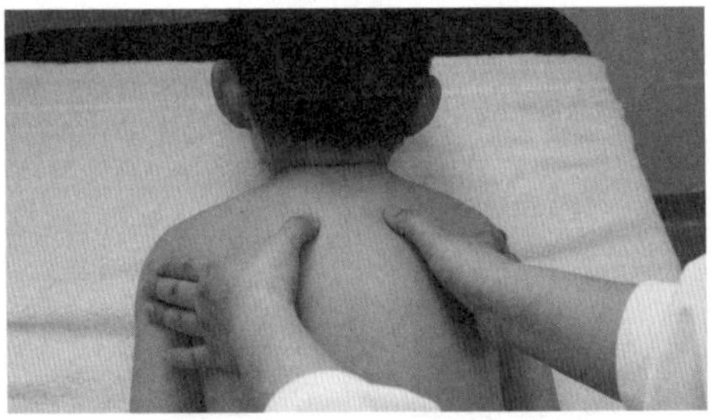

图 5-15 揉双侧肺俞

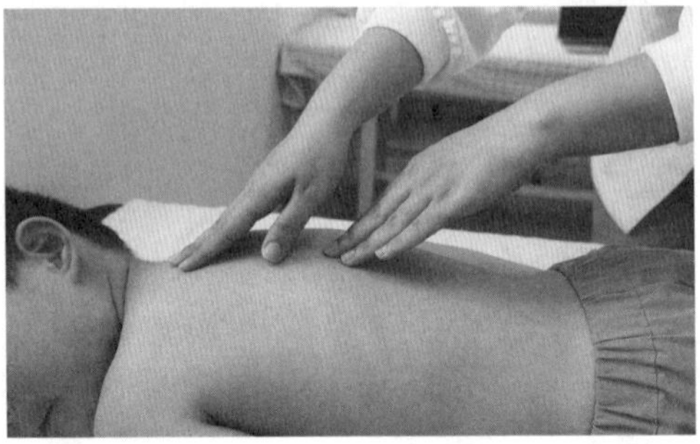

图 5-16 轻摩脊柱

四、辨证加减

1. 风寒咳嗽　清肺经、开天门、推坎宫、揉太阳各 200 次，推三关、揉外劳宫、揉掌小横纹、擦膻中、擦肺俞各 100 次。

2. 风热咳嗽　清肺经、开天门、推坎宫、揉太阳、退六腑、清天河水各 200 次，揉掌小横纹 100 次。

3. 内伤咳嗽　补肺经、补脾经各 200 次，揉乳旁及乳根、揉肺俞、揉中脘、按揉足三里各 100 次。

五、操作注意事项

(1)注意推拿治疗指征，即排除结核、肿瘤及气道异物等引起的咳嗽。

(2)积极治疗呼吸道急、慢性感染性疾病，若继发细菌感染，需配合抗菌治疗；若伴营养不良、贫血及佝偻病等，应合理喂养，积极防治原发病。

六、居家调护

1. 预防

(1)注意根据气候变化添加衣被，以防外感加重咳嗽。

(2)合理安排户外活动,积极锻炼身体,以增强机体抗病能力。

2. 饮食护理　中医补益脏腑,讲究“虚则补其母”,肺脏的母脏为脾胃,只要调养好小儿的脾胃,对小儿的肺脏大有好处,自然也就不容易咳嗽了。哺乳期的小儿一定要坚持母乳喂养,已经断奶的小儿可以多吃一些山药、扁豆、莲子等具有补脾胃助消化作用的食物。平时的饮食中,要注意多给小儿吃汤、羹、糕类食物,少吃煎、烤、炸类食物,还要多吃蔬菜,以保护小儿的呼吸道及胃肠道黏膜,使其免受病毒或细菌的侵袭。

七、健康指导

(1)注意气候变化,注意保暖,防止外邪侵袭。

(2)少食辛辣、香燥及肥甘厚味,以防燥伤肺阴。

(3)外邪未解之前,忌食油腻荤腥;咳嗽未愈之前,忌食过咸过酸食物。

(4)避免刺激咽喉部的食物及其他因素,如烟尘刺激、喊叫、哭闹等。

(5)病后适当休息,多喝水,饮食宜清淡。

第三节　厌　食

厌食是以较长时期厌恶进食、食量减少为特征的一种小儿常见病。各年龄儿童均可发病,以 1～6 岁多见。中医古代文献中称厌食为“不思食”“不嗜食”“不饥不纳”“恶食”等。

厌食病因有先天因素及后天因素,病变脏腑主要在脾胃,病机关键为脾胃失健,纳化失和。小儿生机蓬勃,发育迅速,但脏腑娇嫩,脾常不足,若先天禀赋不足,或后天调护失宜,都可影响脾胃的正常纳化功能,致脾胃不和,纳化失健,而成厌食。厌食患儿一般精神状态较正常,病程长者,也可出现面色少华、形体消瘦等症,但影响患儿生长发育,故应及时治疗。

一、证候分型

1. 脾失健运　面色少华,不思纳食,或食物无味,拒进饮食,形体偏瘦,而精神状态一般,大小便均基本正常。舌苔白或薄腻,脉尚有力。

2. 胃阴不足　口干多饮而不喜进食或拒食,皮肤干燥,缺乏润泽,大便多干结。舌苔多见光剥,亦有光红少津者,质偏红,脉细数。

3. 脾胃气虚　精神疲惫,面色萎黄,全身乏力,不思乳食或拒食,若稍进食,大便中即夹有不消化残渣，伴形体消瘦，易汗。舌质淡苔白，脉细弱。

二、推拿指征

非躯体疾病或其他精神疾病引起的厌食患儿。

三、基本处方

(1)患儿取仰卧位，揉板门100次(图5-17)，补脾经300次(图5-18)，清胃经300次(图5-19)；摩腹3分钟(图5-20)，揉脐(图5-21)及天枢(图5-22)100次；按揉足三里100次(图5-23)。

(2)患儿取俯卧位，捏脊3～5遍(图5-24)；按揉脾俞(图5-25)、胃俞(图5-26)，每穴约半分钟。

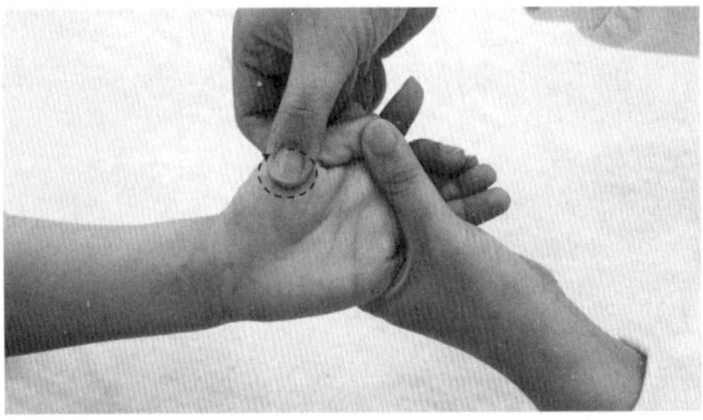

图5-17 揉板门

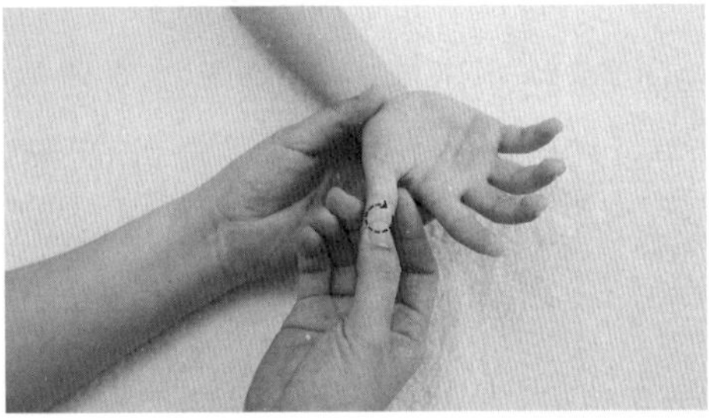

图5-18 补脾经

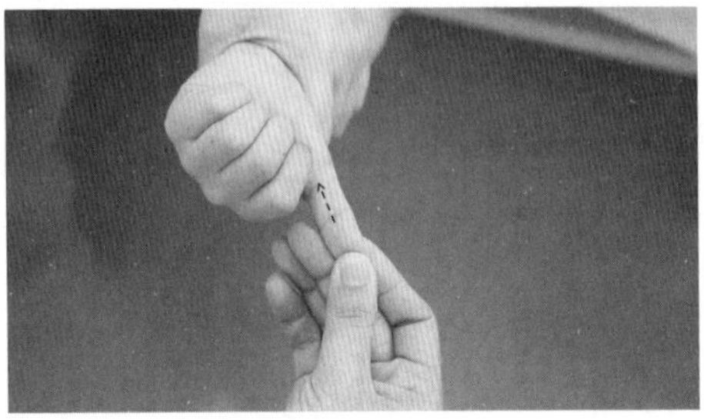

图5-19 清胃经

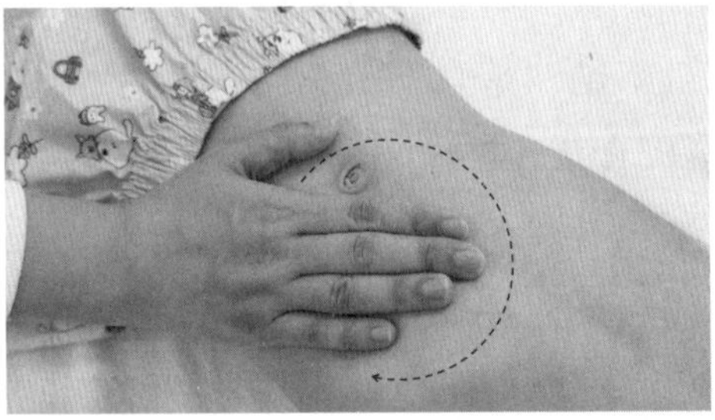

图5-20 摩腹

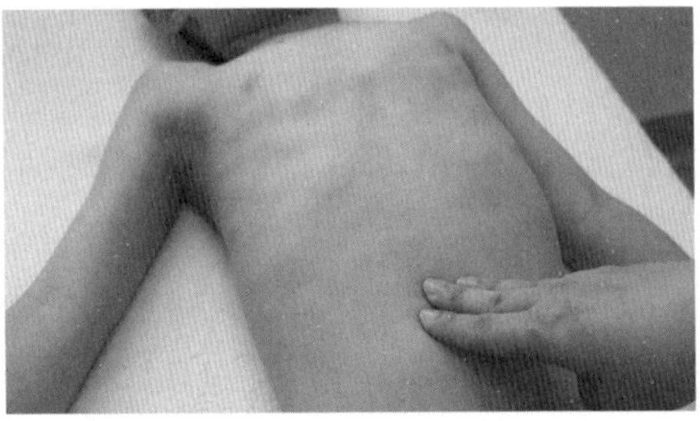

图5-21 揉脐

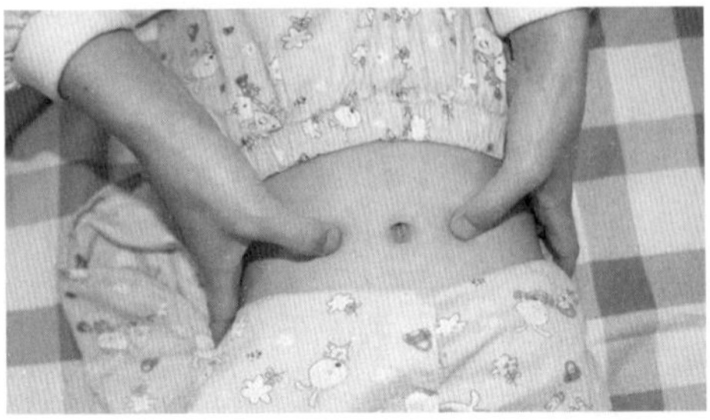

图5-22 揉天枢

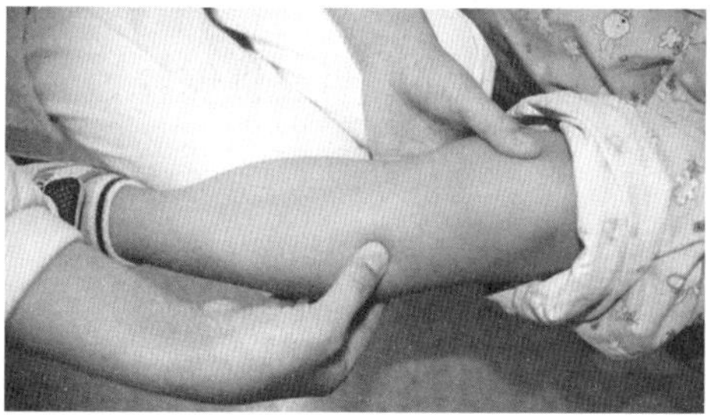

图 5-23　揉足三里

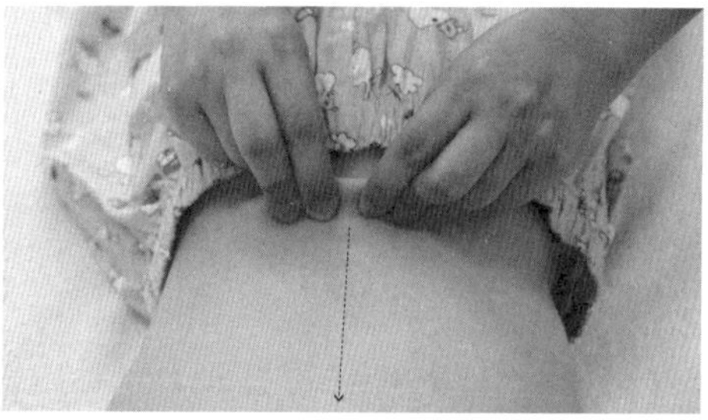

图 5-24　捏脊

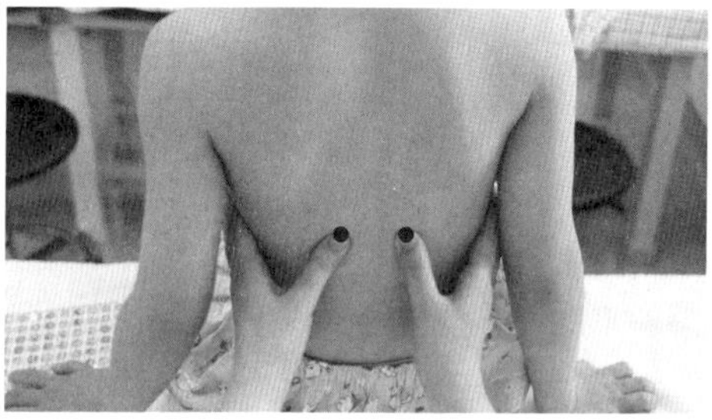

图 5-25　按揉脾俞

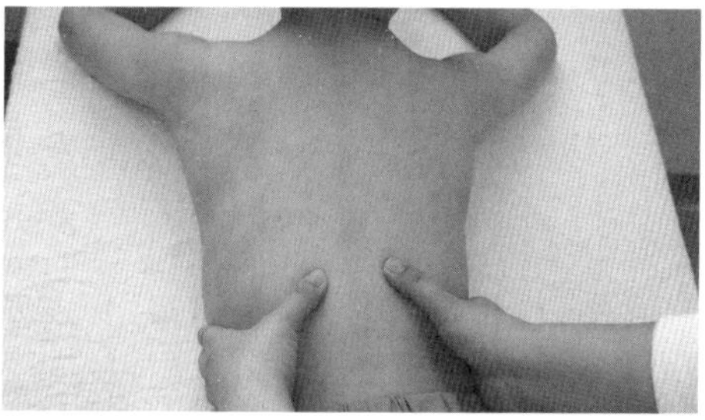

图 5-26　按揉胃俞

四、辨证加减

1. 脾失健运　运内八卦，按揉脾俞、胃俞、肝俞各 200 次，掐揉四横纹 100 次。

2. 胃阴不足　分手阴阳(阴重阳轻)、补胃经各 300 次，运内八卦 200 次，按揉胃俞、三焦俞、肾俞穴各 100 次。

3. 脾胃气虚　运内八卦 300 次，补大肠、补肾经各 200 次，捏脊 20 次。

五、居家调护

1. 饮食护理　要保持合理的膳食，建立良好的进食习惯。动物食品含锌较多，须在膳食中保持一定的比例。此外可增加锌的摄入量，于 100g 食盐中掺入 1g 硫酸锌，使锌的摄入量达到标准(约每日 10mg)，可以增加食欲。如有慢性疾病和营养不良，须及早治愈。

2. 心理护理

(1)给小儿作出好榜样。事实表明，如果父母挑食或偏食，则小儿多半也会厌食。

(2)注意引导。当小儿不愿吃某种食物时，大人应当有意识、有步骤地去引导他们品尝这种食物，既不无原则迁就，也不过分勉强。

(3)创造良好的进食气氛,使小儿在愉快心情下摄食。

(4)不要使用补药和补品去弥补小儿营养的不足,而要耐心讲解各种食品的味道及其营养价值。

六、健康指导

(1)注意饮食调节。合理膳食,纠正不良饮食习惯,少食肥甘黏腻之品,不随意吃零食。

(2)注意心理调适。尽量让患儿接受一些健康教育,让其认识到合理饮食的重要性,并保持良好的情绪,以增强食欲,但不可强迫患儿进食。

(3)注意调节生活起居。保证患儿有充足的睡眠,培养有规律的生活起居习惯。

(4)注意排除严重佝偻病、贫血及心、脑、呼吸、肝、肾等其他系统疾病。

第四节 便 秘

便秘是指大便秘结不通,排便时间延长,或欲大便而排时不爽,艰涩难以排出。便秘本身不是一个独立的疾病,是某种疾病的一个症状,既可单独出现,又可继发于其他疾病过程之中。单独出现的便秘,多为习惯性便秘,与体质、饮食习惯及生活无规律有关;突然改变生活环境,或过食辛辣香燥,或饮食过于精细均可发生一时性便秘。其他疾病过程中所表现的便秘,多见于某些器质性疾病,如先天性巨结肠。

中医学认为大肠传导功能失常是引起便秘的主要病机,同时肺、脾胃、肝、肾等脏腑的功能失调亦是导致便秘的重要因素,其病位在肠。结合小儿"三有余,四不足"的生理特点,便秘患儿多有素体禀赋不足、后天失养,在大肠传导失常的基础上,兼有感受外邪、饮食不节、情志失调、劳累过度等内外相和,发为本病。《景岳全书·秘结》曰:"阳结证,必因邪火有余,以致津液干燥。"如食生冷,凝滞胃肠;或外感寒邪,直中肠胃;或过服寒凉,阴寒内结均可导致阴寒内盛,凝滞胃肠,传导失常,糟粕不行,形成"冷秘"。气虚则大肠传导无力,阳虚则肠道失于温煦,阴寒内结,便下无力,使排便时间延长,形成便秘。素体阴虚,津亏血少;或病后体虚,阴血虚少;或失血夺汗,伤津亡血;或过食辛香燥热,损耗阴血均可导致阴亏血少,血虚则大肠不荣,阴亏则大肠干涩,肠道失润,大便干结,便下困难,而成便秘。

一、证候分型

1. 实秘　大便干结，食少，腹胀腹痛，口干口臭，面红身热，心烦不安，多汗，时欲饮冷，小便短赤，苔黄厚，指纹色紫，为肠胃积热；大便干涩，难以排出，腹中坚满，喜温恶寒，四肢不温，或呃逆呕吐，苔白，指纹色淡，为阴寒积滞。

2. 虚秘　虽有便意，但临厕努挣难排，汗出，气短乏力，面白神疲，肢倦懒言，苔薄白，指纹色淡，为气虚便秘；大便干结，努挣难下，面白无华，口干心烦，潮热盗汗，为血虚津亏之便秘。

二、推拿指征

非腹部组织损伤、非腹部出血、非腹部肿块的便秘患儿。

三、基本处方

(1)患儿取仰卧位，清脾经(图 5-27)，补脾经(图 5-28)，先清后补 300 次，按揉足三里(图 5-29)300 次，摩腹(图 5-30)300 次，揉膊阳池(图 5-31)100 次。

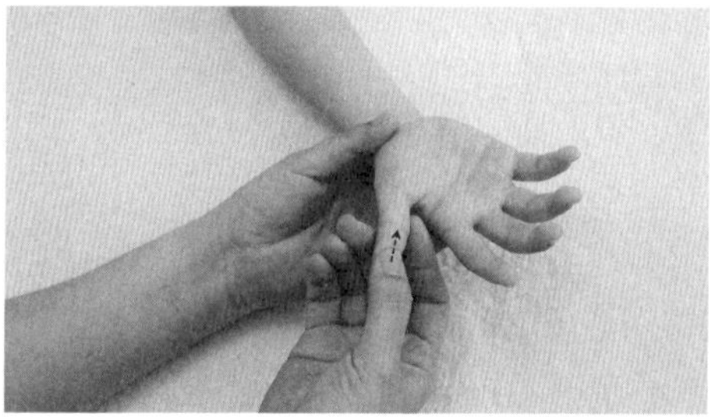

图 5-27　清脾经

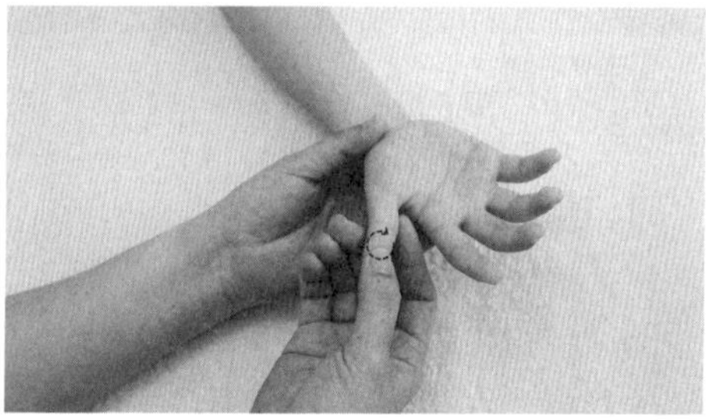

图 5-28　补脾经

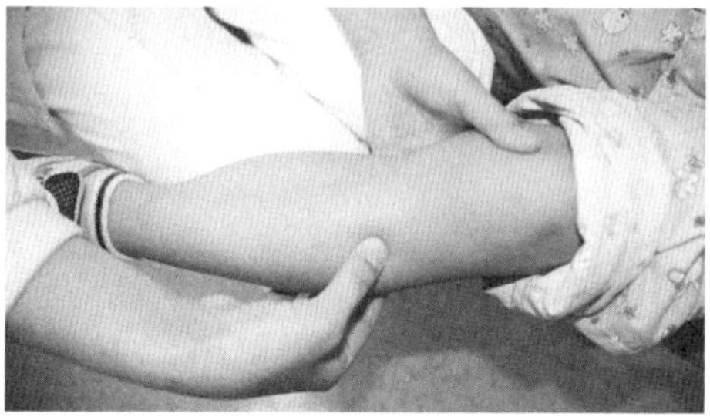

图 5-29　按揉足三里

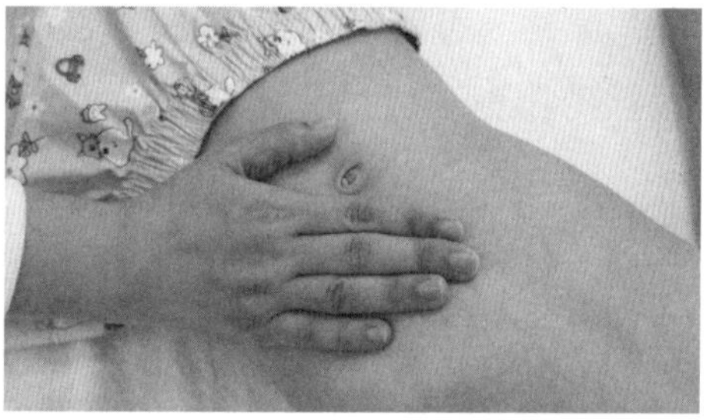

图 5-30　摩腹

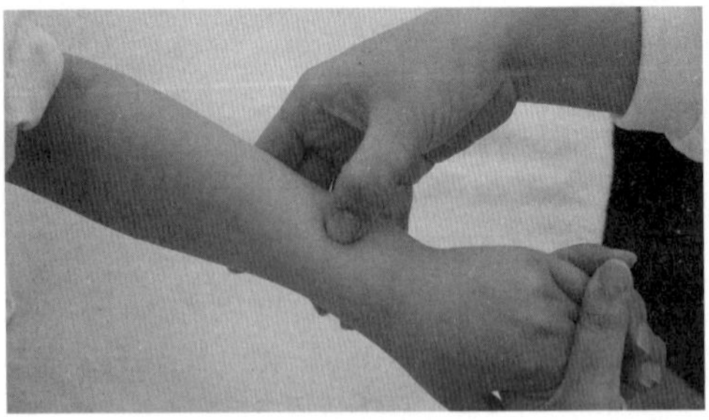

图 5-31 揉膊阳池

(2)患儿取俯卧位,先用摩法轻摩脊柱(图 5-32),自上而下 3～5 遍,再用食、中二指指腹捏脊(图 5-33)20 次。

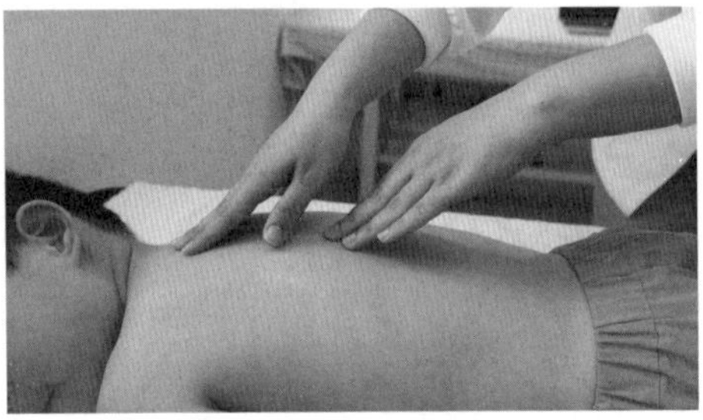

图 5-32 轻摩脊柱

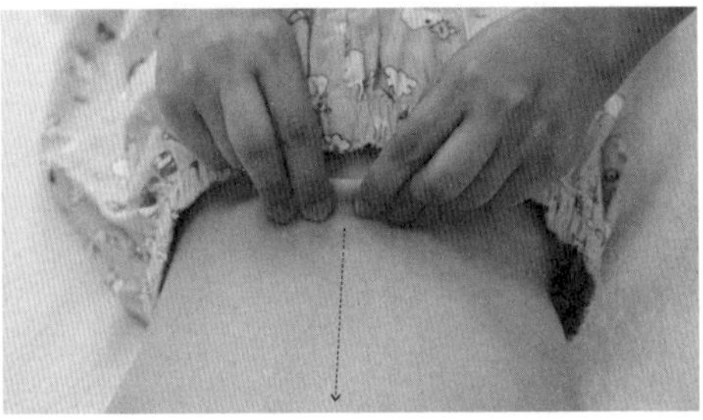

图 5-33 捏脊

四、辨证加减

1. 实秘 清大肠、摩腹(顺时针)各 300 次,清补脾经(清后加补)、退六腑、运内八卦各 200 次,按揉膊阳池、推下七节骨各 100 次,按揉足三里、搓摩胁肋、捏脊各 20 次。

2. 虚秘 补脾经、推三关、摩腹(逆时针)各 300 次,补肾经、清大肠各 200 次,按揉膊阳池、揉上马、按揉足三里、捏脊各 20 次。

五、操作注意事项

(1)治疗大便秘结,总以腑气通畅为效。在临床上常常根据推拿时矢气产生,肠中鸣响,腹部柔软和有无便意等判断腑气是否畅通。

(2)便秘患儿可每日推拿治疗 2 次。

(3)排便是条件反射性运动,小儿经过训练养成按时排便习惯,有利于从根本上治疗便秘。

(4)腹内压对于排便至关重要,腹肌肌力为动力之一。平常应加强腹压和腹部肌力训练。可用米袋置于患儿腹部，嘱其深呼吸，亦可练习仰卧起坐等。

（5）临床上可配合西药、中药、针灸、刮痧等其他疗法。

六、居家调护

1. 预防

（1）少食辛辣、香燥等易于上火之品。

（2）养成定时排便习惯，改掉如厕时长时间看书等不良习惯。在晨间5点到7点为大肠经时间，早餐后1小时排便反射较强，在这两个时间内试着排便最容易成功。条件允许时可在盆内倒入60℃左右的热水，让孩子坐浴，用热水熏蒸肛周，增强肛周的湿润度，以消除孩子大便时肛门疼痛的恐惧心理。

（3）积极锻炼身体，多运动，保持每天有足够的运动量。

（4）对于以奶粉喂养为主的婴幼儿，奶粉宜调稀一些，并加适量果汁或蔬菜汁。对于断奶后的小儿，主食不宜过于精细，适当调整小儿的饮食结构，鼓励小儿多吃富含纤维素的蔬菜及香蕉、梨、苹果等水果，并应多饮水。

2. 饮食护理　饮食护理的原则是选择易消化、富有营养的饮食，应合理添加辅食，多种食物是胃肠发育的必要条件。并随年龄增加逐步添加水果（汁）、菜泥、谷类等，以刺激胃肠蠕动。营养不良患儿要注意补充营养，增加食物摄入量。

七、健康指导

（1）加强护理，慎衣着，适寒热，避风邪。

（2）注意调节饮食，不吃不洁食物，以顾护脾胃，促进患儿早日康复。

（3）积极治疗原发病，如先天性巨结肠、过敏性结肠炎等。

第五节　腹　泻

腹泻是指以大便次数增多，粪质稀薄或如水样为特征的一种小儿常见病。中医也称“泄泻”。本病四季皆可发生，尤以夏、秋两季为多见。发病年龄以婴幼儿为主，其中6个月至2岁的小儿发病率高。本病轻者预后良好，如不及时治疗，迁延日久，可见气阴两虚，严重影响小儿营养和生长发育。重症患儿还可出现阴津枯竭，阳气衰惫，阴阳两伤等一系列严重的症状，甚至危及生命。

中医认为泄泻多由脾虚和湿盛所致。常以外感六淫、内伤乳食、损伤脾胃、惊骇恐惧等原因为多见，治疗多以运脾止泻为主，针对不同病因，分别运用消食导滞、疏风散寒、健脾益气、温补脾肾、镇惊安神等方法。基本病机是小肠不能分清别浊，或/和大肠传导失常。病位在脾胃。西医学认为，婴儿腹泻除与饮食、气候等因素有关外，尚与致病性大肠杆菌、病毒及其他感染有关。另外，婴幼儿消化系统发育不成熟，功能不完善，神经调节功能较差，胃酸与消化酶分泌较少，酶的活力低等，是发病的内在因素。

一、证候分型

1. 寒湿泻　泻下清稀，甚至如水样，色淡不臭，肠鸣腹痛，脘闷食少，或兼有恶寒发热，鼻塞头痛，小便清长。苔薄白或白腻，脉濡缓，指纹色红。

2. 湿热泻　大便水样，或如蛋花汤样，气味臭秽，或见少许黏液，泻下急迫，势如水注，或泻而不爽，腹痛时作，食欲不振，或伴呕恶，神疲乏力，或发热烦躁，口渴，小便短赤。舌质红，苔黄腻，脉滑数，指纹紫。

3. 伤食泻　腹痛肠鸣，泻后痛减，大便稀溏，夹有乳凝块或食物残渣，气味酸臭，或臭如败卵，脘腹痞满，嗳气酸馊，或有呕吐，不思乳食，夜卧不安。舌苔垢浊或厚腻，或微黄，脉滑实，指纹滞。

4. 脾虚泻　大便时溏时泻，色淡不臭，多于食后作泻，时轻时重，反复发作，稍有饮食不慎，大便次数即增多，夹见水谷不化，饮食减少，脘腹胀闷不舒，面色萎黄，肢倦乏力，形体消瘦。舌淡苔白，脉缓弱，指纹淡。

二、推拿指征

非腹部组织损伤、非腹部出血、非腹部肿块的腹泻患儿。

三、基本处方

(1)患儿取仰卧位，补脾经(图 5-34)300 次，补大肠(图 5-35)300 次，摩腹(图 5-36)300 次，揉天枢(图 5-37)300 次。

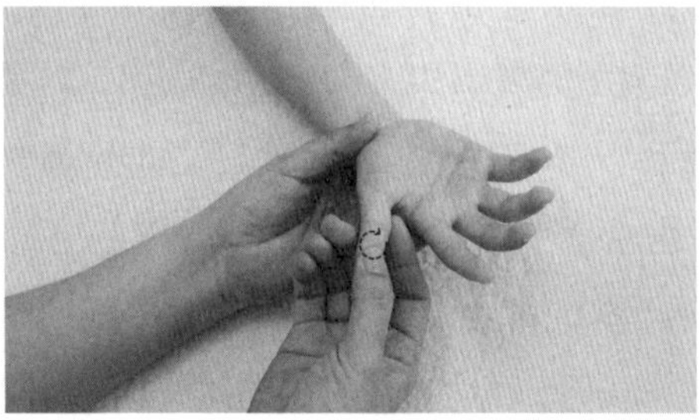

图 5-34　补脾经

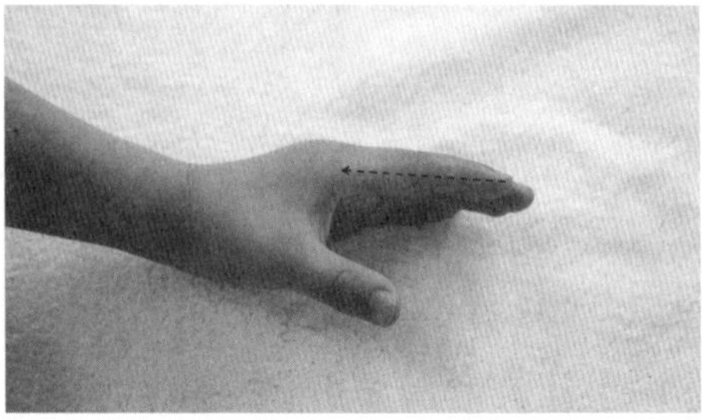

图 5-35　补大肠

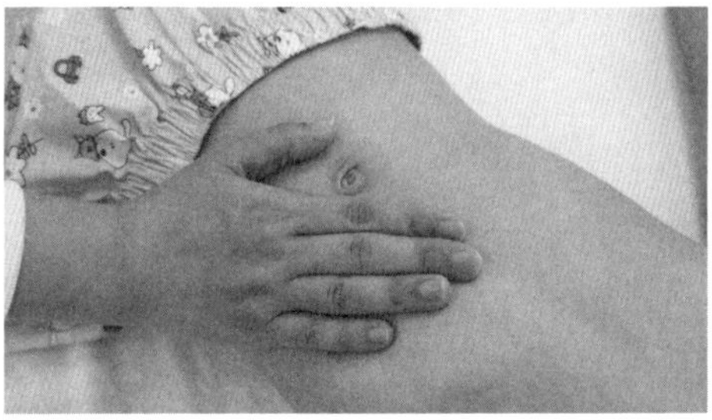

图 5-36　摩腹

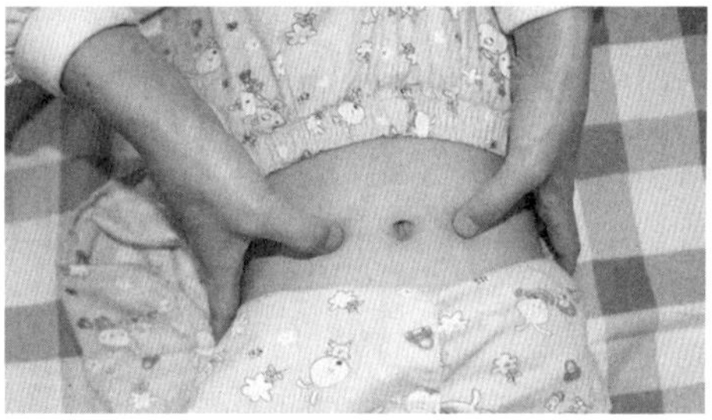

图 5-37　揉天枢

(2)患儿取俯卧位,先用摩法轻摩患儿脊柱(图 5-38),自上而下 3～5 遍,再用食、中指腹推上七节骨(图 5-39)100 次,揉龟尾(图 5-40)100 次。

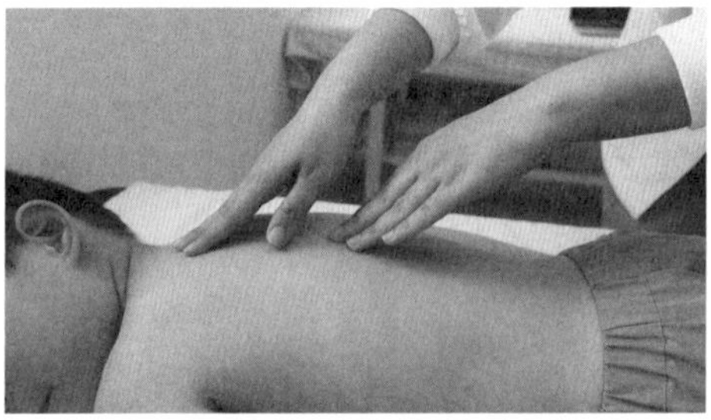

图 5-38　轻摩脊柱

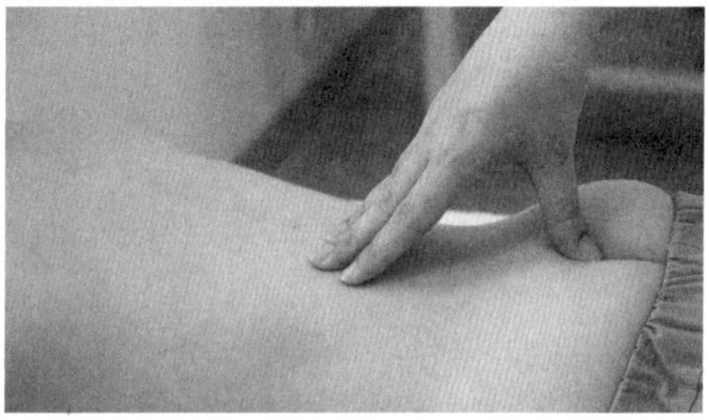

图 5-39　推上七节骨

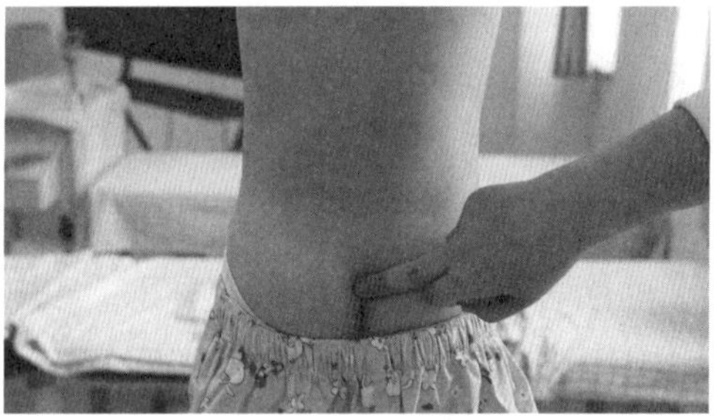

图 5-40　揉龟尾

四、辨证加减

1. 寒湿泻　推三关、揉外劳宫、摩腹(逆时针)、补脾经、补大肠各 300 次,揉龟尾 100 次;腹痛、肠鸣重者,加揉一窝风 200 次、拿肚角 30 次;体虚者,加捏脊 5 次;惊惕不安者,加开天门、清肝经、掐揉五指节各 200 次。

2. 湿热泻　清大肠、退六腑各 300 次,清补脾经、清胃经各 200 次,推下七节骨、揉龟尾各 100 次;烦躁不安者,加掐揉小天心 200 次。湿盛者,加推箕门、揉三阴交各 200 次。

3. 伤食泻　补脾经、运内八卦、摩腹各 300 次。清胃、清大肠、退六腑各 200 次，揉龟尾 100 次。呕吐者，加推天柱骨 200 次。

4. 脾虚泻　补脾经、补大肠、摩腹（逆时针）各 300 次，揉外劳宫 200 次，推上七节骨、揉龟尾各 100 次，捏脊 20 次。肾阳虚者，加补肾经 200 次；腹胀者，加揉天枢、运内八卦各 200 次；久泻不止者，加按揉百会 200 次。

五、操作注意事项

（1）急性腹泻，除推拿外，应配合液体疗法进行治疗，以防气阴耗损过度，导致阴竭阳脱之危症。

（2）实证、热证腹泻不能见泻止泻，而应以祛邪、化积、顺气为务，但祛邪与化积推拿反而会暂时增加大便次数，应事先向家长交代。

（3）如小儿出现面色苍白，小便极少或无尿，眼眶凹陷，呕吐频繁，饮食难进，精神萎靡等症时，不要单独使用本法，应抓紧时机采用中西医结合综合治疗。临床上可配合西药、中药、针灸、刮痧等其他疗法治疗。

六、居家调护

1. 预防

（1）注意饮食卫生，食物应新鲜、干净，不吃生冷、变质及不洁的食物，不暴饮暴食。饭前、便后要洗手，餐具要卫生。同时要乳食有节、饥饱有度。

（2）提倡母乳喂养，不宜在夏季及小儿有病时断奶，遵守添加辅食原则，注意科学喂养。

（3）加强户外活动，注意气候变化，防止感受外邪，尤其要避免腹部受凉。

（4）适当控制饮食，减轻脾胃负担。对吐泻严重及伤食泄泻患儿暂时禁食，以后随着病情好转，逐渐增加饮食量。忌食油腻、生冷及不易消化的食物。

（5）保持皮肤清洁干燥，勤换尿布。每次大便后，要用温水清洗臀部，并扑上爽身粉，防止发生红臀。

（6）密切观察病情变化，及早发现腹泻变证。

2. 饮食护理　腹泻期间，适当控制饮食，减轻胃肠道负担，不吃难消化食物，养成良好的饮食习惯。伴严重呕吐者，暂禁食 4～6 小时，可饮用淡盐水和糖水。腹泻好转后进食，应由稀到稠，由少到多。

七、健康指导

（1）注意气候变化，及时添减衣物，避风寒，不外露腹部。

(2)注意调节饮食,不吃不洁食物,以顾护脾胃,促进患儿早日康复。

(3)积极治疗原发病,对细菌性痢疾患儿需配合药物治疗。

(4)保持小儿皮肤和内衣清洁干燥,勤换尿布,尿布宜软、吸水性强且透气。每次便后用温水洗臀部,擦上护臀霜;纸尿裤或尿布要及时换,保证臀部干爽透气。

(5)家长要加强对小儿体温监测,观察小儿大便的颜色、形状,随时留存大便并去医院进行化验,排除感染性原因。同时要关注小儿的精神状态,若小儿出现反复泄泻、精神状态不佳时,要及时去医院就诊。

第六节　夜　啼

夜啼是指小儿经常在夜间定时啼哭或者烦躁不安、啼哭不眠,间歇或持续发作甚至通宵达旦,但是白天如常,是婴幼儿时期常见的一种睡眠障碍,民间俗称“夜哭郎”。本病多见于半岁以内婴幼儿,不仅影响自身成长发育,还会给家庭带来沉重的精神负担。现代医学中并无夜啼诊断病名,而将其归于睡眠障碍的范畴,即睡眠过程中出现的各种异常,导致睡眠质量下降或正常节律性交替紊乱的表现。该病持续时间少则数日,多则数月,大多预后良好。

小儿夜啼从中医上讲是由于心肝偏旺,心神不宁引起。所以传统中医认为夜啼的原因有惊恐、心火、脾寒和食积。其中,惊恐与心火为心神不宁。脾寒最早见于“小儿夜啼者,脏冷故也。夜阴气盛,与冷相搏则冷动,冷动与脏气相并,或烦或痛,故令小儿夜啼也。”可见,脾(脏)寒导致夜啼的根本原因为“或烦或痛”与“脏气相并”,显然是心神受到干扰而不宁。而“胃不和则卧不安”,除食积外,还有因饥饿引起,饥饿才会心慌神乱、坐卧不安。

一、证候分型

1. 脾寒　入夜啼哭,下半夜尤甚,啼声低弱,时哭时止。伴睡喜蜷缩,面色青白,四肢欠温,食少便溏,小便清长。舌淡红,苔薄白,脉沉细,指纹淡红。

2. 心热　哭声响亮不休,见灯火则啼哭愈甚,烦躁不安,面赤唇红。伴小便短赤,或大便秘结,舌尖红,苔白,脉数有力,指纹青紫。

3. 惊恐　夜间突然啼哭,或睡中时作惊惕,神情不安,唇与面色乍青乍白,紧偎母怀。舌、脉多无异常变化,或夜间脉来弦数、指纹色青。

二、推拿指征

除外严重感染、皮肤破损，排除器质性病变、外伤，一般均适宜。

三、基本处方

(1)患儿取仰卧位，头面四大手法：开天门(图 5-41)、推坎宫(图 5-42)、揉太阳(图 5-43)、揉耳后高骨(图 5-44)各 24 次，双点门同时摩、揉、推、振、弹囟门(图 5-45)与点揉风府(图 5-46)各 1 分钟，清肝经(图 5-47)200 次，清天河水(图 5-48)200 次，掐揉五指节(图 5-49)20 次。

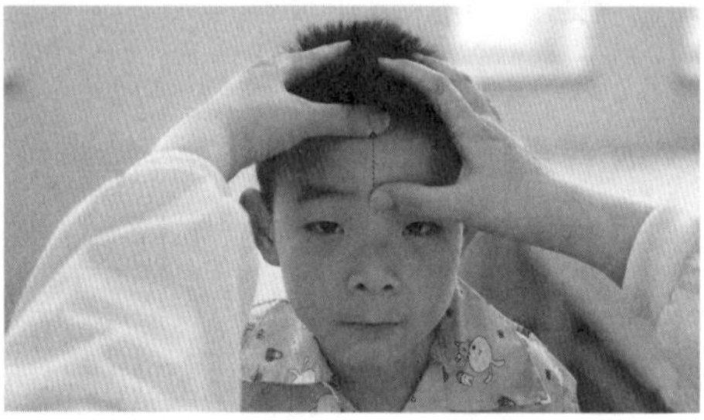

图 5-41　开天门

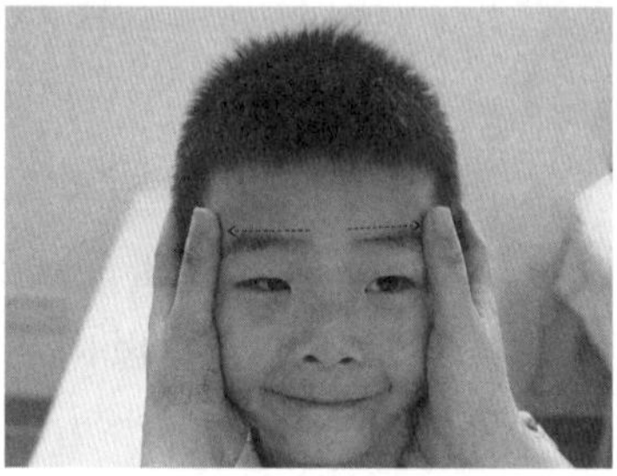

图 5-42　推坎宫

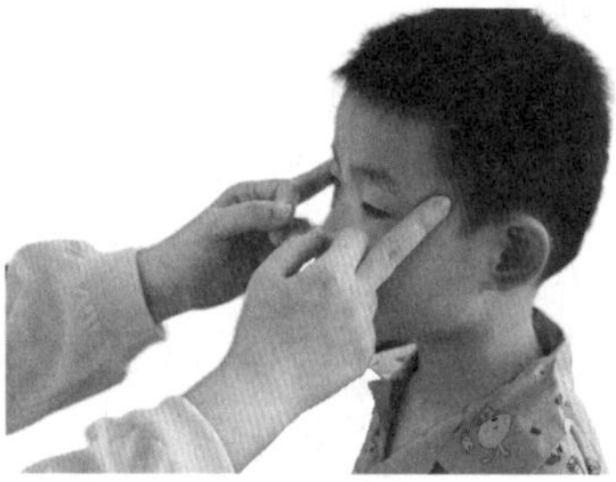

图 5-43　揉太阳穴

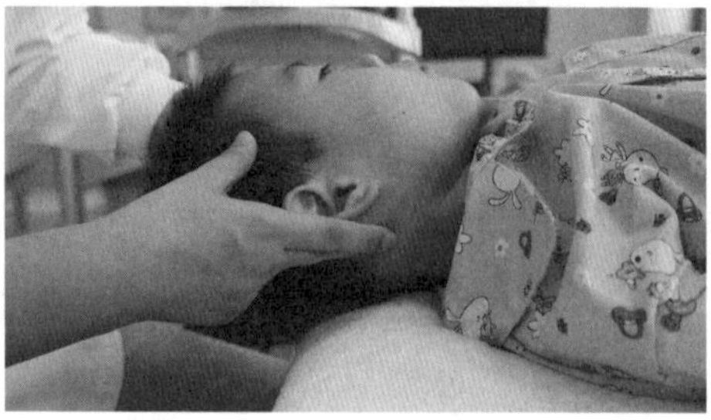

图 5-44　揉耳后高骨

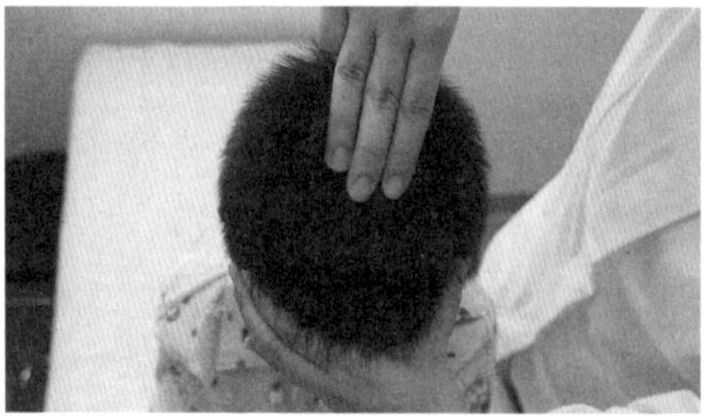

图 5-45　摩囟门

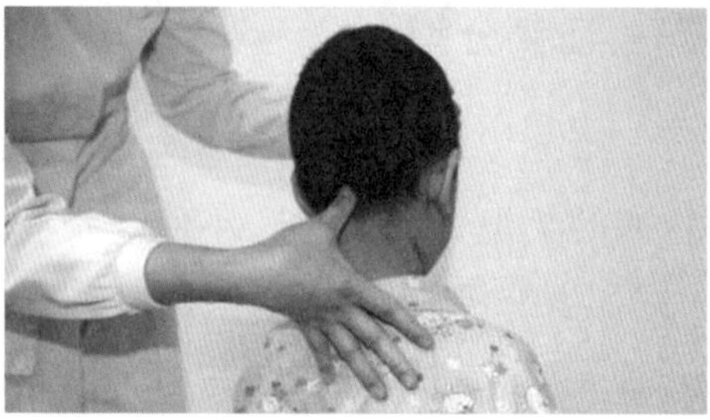

图 5-46　点揉风府

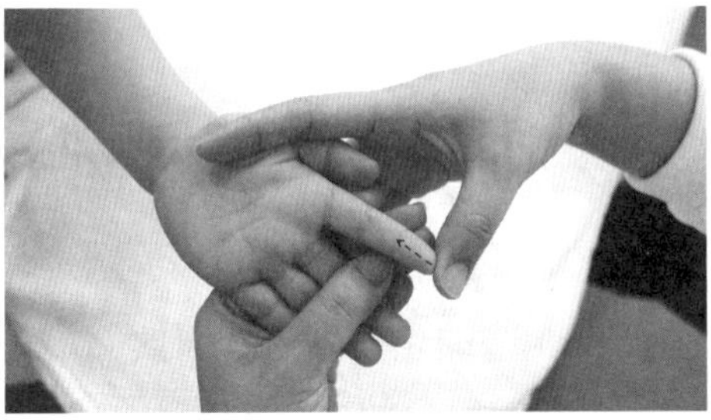

图 5-47　清肝经

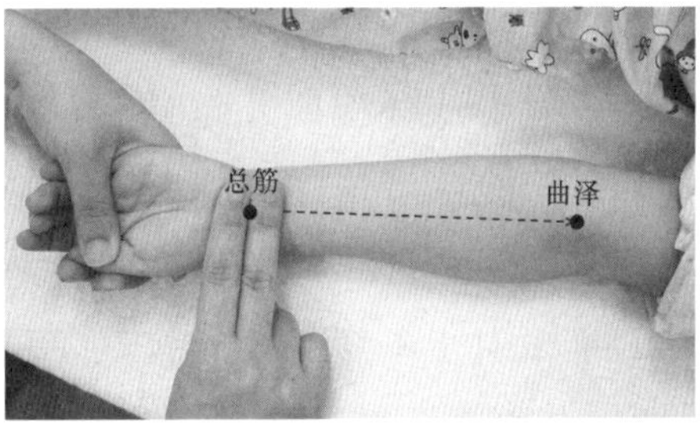

图 5-48　清天河水

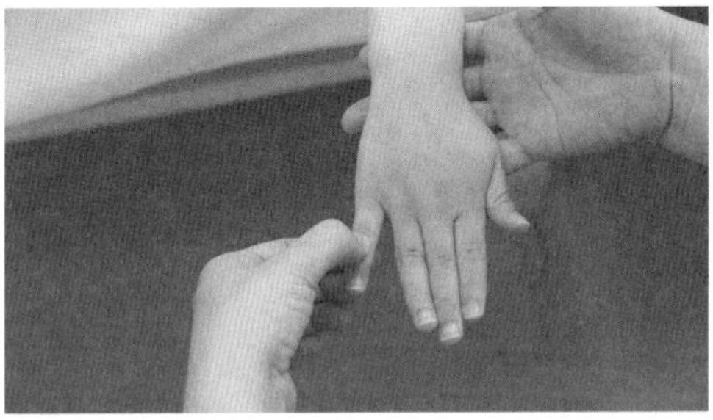

图 5-49　掐揉五指节

(2)患儿取俯卧位，先用摩法轻摩患儿脊柱(图 5-50)，自上而上 3～5 遍，再用食、中二指捏脊(图 5-51)6 次，捏三提一。

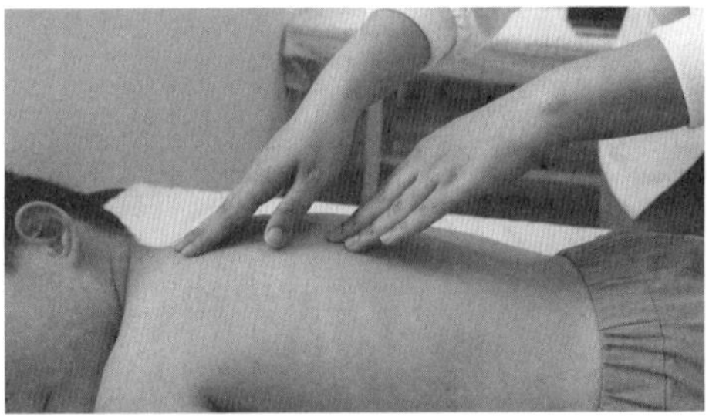

图 5-50　轻摩脊柱

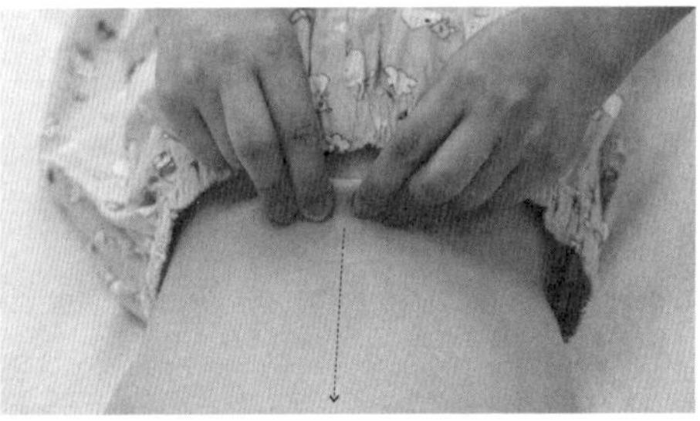

图 5-51　捏脊

四、辨证加减

1. 脾脏虚寒　补脾经、揉外劳宫各 300 次，摩腹 10 分钟。
2. 心经积热　清心经、清天河水各 300 次，揉内劳宫 100 次。
3. 惊骇恐惧　清心经 300 次，推攒竹 20 次，掐小天心 5 次，捣小天心 20 次。

五、操作注意事项

(1)如推拿治疗无效，则应寻找引起啼哭的根本原因，明确诊断，对因治疗。

(2)适当减少白天睡眠时间，晚饭后可适当散步、游戏、嬉笑等。可试着通过改变作息规律,尤其是觉醒规律来防治夜啼。

(3)不宜养成怀抱婴儿睡觉的习惯。

(4)脾寒夜啼者应注意保暖,心热夜啼者环境不宜过暖,惊恐夜啼者需保持环境安静。

(5)推拿对于本病的疗效较好,可作为临床首选的治疗方法,同时可根据病情适当配合中西药物治疗,以利于及早康复。

六、居家调护

1. 预防

(1)保持卧室安静,不通宵开灯,养成良好的睡眠习惯,调节室温,避免受凉。

(2) 晚饭后不宜让小儿过于兴奋,并适当进行放松及缓和情绪的活动,如听听轻音乐、抱抱玩具等。

(3)啼哭不止时,注意寻找啼哭原因,如饥饿、过饱、闷热、寒冷、虫咬、尿布浸渍、衣被刺激等,并予解决。

(4)家长要注意观察小儿的情况,及时发现异常,如发热、呼吸急促、多汗等症状,及时就医治疗。

(5)考虑给小儿适当的中药调理或中医按摩治疗,在家中也可以进行一些缓解夜啼的方法,如轻抚、抱摇、推背等自然疗法。

2. 饮食护理

(1)乳儿喂食以满足需要而不过量为原则。

(2)孕妇及乳母不宜过食寒凉与辛辣热性食物,孕期适当补充钙剂。

七、健康指导

(1)家长应帮助小儿建立良好的生活习惯和睡眠习惯,保证充足的睡眠时间和质量。

(2)注意小儿的饮食营养,饮食要清淡易消化,不要过度食用辛辣、油腻等食物,避免进食过多的零食和糖果。

(3)给小儿适当的运动和休息,增强体质,促进身心健康。

(4)家长要学会疏导小儿的情绪,避免过度紧张和焦虑,要保持平和的心态和愉快的家庭氛围。

(5)遇到夜啼的情况,家长应保持冷静,并采取适当的措施缓解小儿的症状,如适当地安抚和安慰。若情况严重,应及时就医。

第七节　抽动症

抽动症全称抽动-秽语综合征，是以面部、四肢、躯干部肌肉快速抽动，伴喉部异常发音及猥秽语言为特征的综合征，属于神经精神性疾病。其临床特征为慢性、波动性、多发性运动肌快速抽搐，并伴有不自主发声和语言障碍。本病具有明显的遗传倾向，男孩多于女孩，发病多见于2～15岁之间，90%的病例为10岁前发病，发病无明显季节性。病程持续时间长，少数至青春期可自行缓解，也有部分难治性患者。

本病以肢体抽搐及喉中发出怪声或口出秽语但意识清醒为主要临床表现，归属于中医学的慢惊风、肝风证、抽搐等范畴。

西医学认为抽动症具有如下特点：

(1)有多种运动性抽动及一种或多种发声性抽动，有时不一定在同一时间出现。所指的抽动为突然的、快速的、反复性的、非节律性、刻板的动作或发声。

(2)抽动每天发作多次，通常为一阵阵发作，病情持续或间断发作已超过1年，其无抽动间歇期连续不超过3个月。

(3)上述症状引起明显的不安，显著影响社交和其他重要领域的活动。

(4)发病于18岁前。

(5)上述症状不是直接由某些药物(如兴奋剂)或内科疾病(如舞蹈病或病毒感染后脑炎)引起。

一、证候分型

1. 肝阳化风　肢体抽动，抽动有力，口出异声秽语，面红耳赤，烦躁易怒，挤眉眨眼，张口歪嘴，摇头耸肩，发作频繁，大便秘结，小便黄或短赤。舌红苔黄，脉弦数。

2. 脾虚痰聚　肢体动摇不定，口出异声，面黄体瘦，精神不振，神思涣散，胸闷作咳，喉中声响，皱眉眨眼，噘嘴唇动，时好时坏，发作无常，脾气乖戾，夜睡不安，纳少厌食。舌质淡，苔白或腻，脉沉滑或沉缓。

3. 阴虚风动　肢体震颤，口出秽语，形体消瘦，两颧潮红，五心烦热，性情急躁，挤眉眨眼，耸肩摇头，睡眠不宁，大便干结。舌质红绛，舌苔光剥，脉细数。

二、推拿指征

(1)推拿应以温和柔缓为原则,避免加重肌肉抽搐、面部抽搐、手足颤动等症状。

(2)对于年幼的患者,推拿时需注意稳妥服从,保证推拿安全。

(3)非严重感染、非皮肤破损及感染严重,非精神疾患者,排除器质性病变、外伤。

三、基本处方

(1)患儿取仰卧位,补肾经(图 5-52)300 次,补脾经(图 5-53)300 次,清肝经(图 5-54)200 次,掐五指节(图 5-55)5 次,摩囟门(图 5-56)50 次。

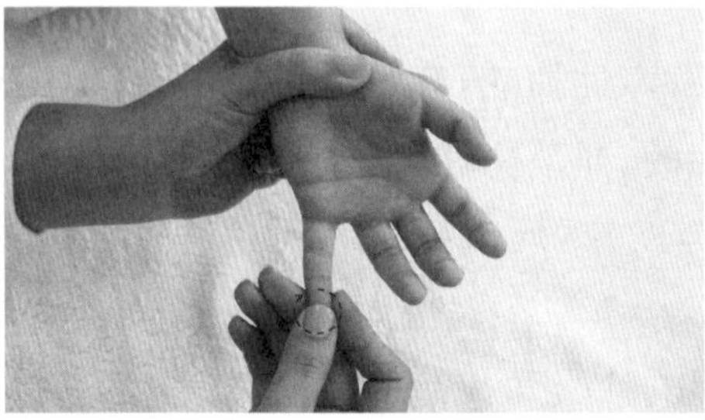

图 5-52 补肾经

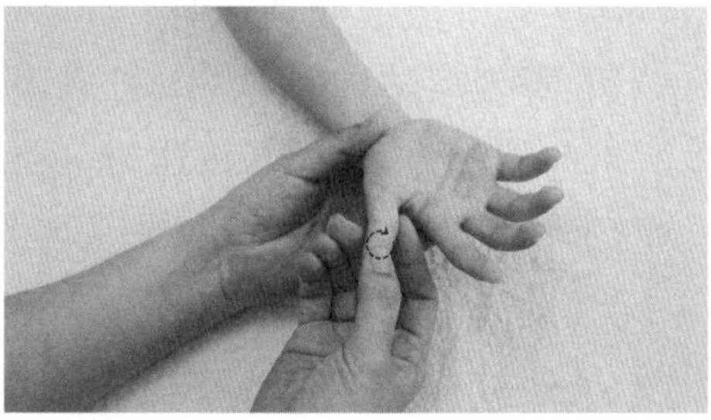

图 5-53 补脾经

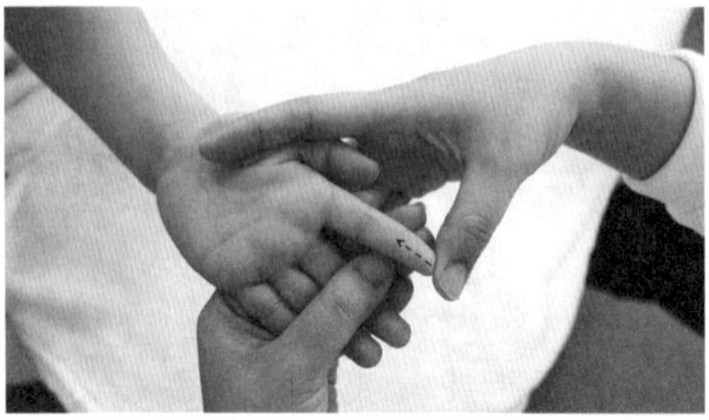

图 5-54 清肝经

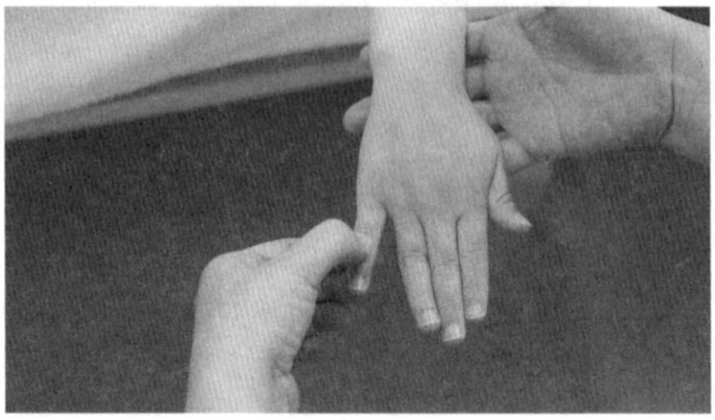

图 5-55 掐五指节

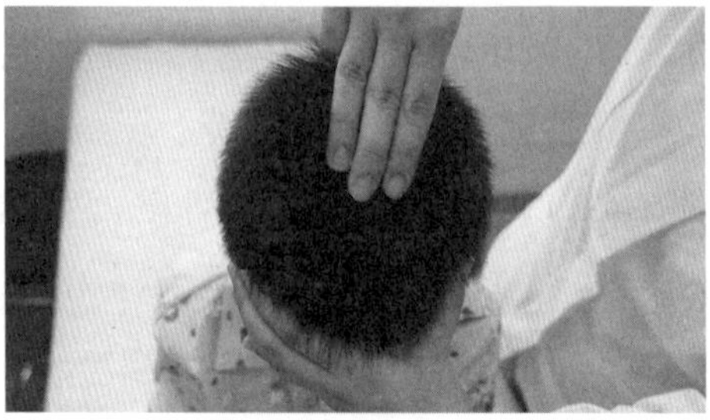

图 5-56 摩囟门

(2)患儿取俯卧位，先用摩法轻摩患儿脊柱(图 5-57)，自上而下 3～5 遍，再用食、中二指捏脊(图 5-58)6 次，捏三提一。

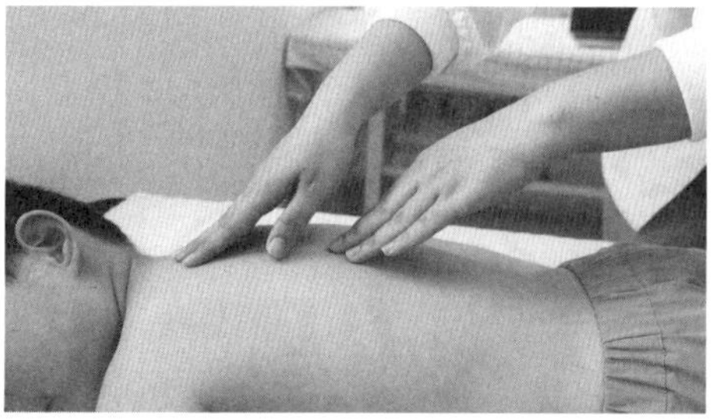

图 5-57　轻摩脊柱

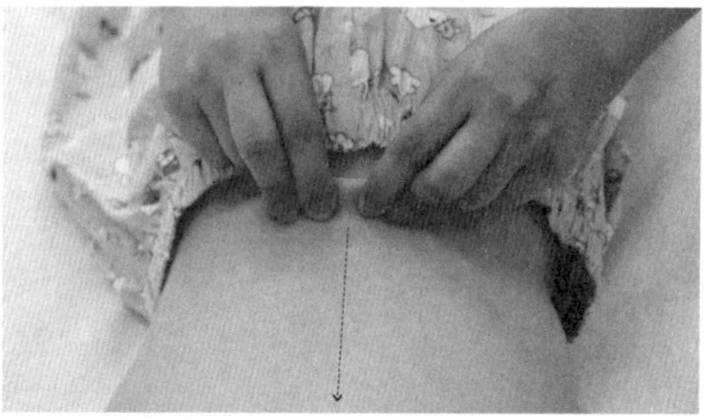

图 5-58　捏脊

四、辨证加减

1. 肝阳化风　揉总筋 300 次，掐小天心 5 次，捣小天心 20 次。
2. 脾虚痰聚　补脾经 500 次，运内八卦 300 次，揉膻中 100 次。
3. 阴虚风动　补肾经、揉二人上马各 300 次。

五、操作注意事项

(1)在给儿童进行推拿治疗时，注意选择合适的体位，一般选择俯卧位或者侧卧位，避免在饭后或者过饱的情况下进行治疗。

(2)推拿的过程中术者需要保持动作轻柔，不要过于用力，以免刺激到患儿的肌肉组织。

(3)推拿治疗的次数和时间需要根据患儿的病情和恢复情况而定，一般每日 1～2 次，每次 30 分钟左右。

(4)在推拿的过程中，需要与患儿进行沟通，让患儿配合治疗，并尽量避免过度关注患儿的表现，以免加重患儿的心理负担。

(5)对于有严重心理障碍的患儿，需要在医生的指导下进行治疗。

(6)如果患儿出现严重的抽动，可以暂停推拿治疗，并给予心理治疗或者口服药物进行控制。

(7)推拿治疗需要持续进行，一般需要坚持 1～2 个疗程，每个疗程需要间隔一段时间。

六、居家调护

1. 预防

(1)注意围产期保健，孕妇应避免七情所伤，生活规律，营养均衡。

(2)多做能分散注意力的游戏;不看或少看电视、电脑,不看惊险刺激类节目及书籍。

(3)饮食要注意清淡易消化,尽量避免辛辣、油腻等刺激性食物的摄入。

(4)家长需要引导患儿养成良好的作息习惯,保持充足的睡眠时间,避免过度疲劳和精神紧张。

2. 心理护理

(1)家长要注意为患儿营造一个和谐、轻松的家庭环境,避免过度紧张、冲动等不良情绪对患儿的影响。

(2)在患儿面前,家长要尽量避免过度关注或者批评孩子,尤其不要把焦虑情绪暴露在患儿面前,以免加重孩子的心理负担。

(3)患儿出现抽动症状时,家长需要冷静对待,不要强行制止或者斥责孩子,以免引起孩子的反感和抗拒。

(4)关怀和爱护患儿。向患儿耐心讲清病情,并给予安慰和鼓励。不在精神上给患儿施加压力,不责骂或体罚患儿。

七、健康指导

(1)教育患儿平常不要模仿他人的不良习惯与怪动作。

(2)饮食宜清淡,不过食辛辣食物或兴奋性、刺激性饮料,避免吃含铅多的食物。

(3)家长需要观察引起患儿发作的诱发因素,避免诱发因素出现或发生。不看紧张、惊险、刺激的影视节目,不长时间看电视、玩电脑和游戏机。

(4)重视患儿的心理状态,避免精神刺激,防止患儿产生焦虑等不良情绪。

(5)注意休息,保证患儿规律性地生活,培养患儿良好的生活习惯,适当参加体育锻炼。

(6)如果患儿出现严重的过度抽动或者其他异常行为,家长需要及时带孩子去医院就诊,并接受专业的治疗和指导。

(7)在治疗过程中,家长需要配合医生的治疗方案,按时服药、定期复诊,以便及时调整治疗方案和剂量。

第八节 遗 尿

遗尿俗称"尿床",是指3周岁以上的儿童在夜间不能从睡眠中醒来自主控制排尿，而发生的无意识排尿行为。持续3个月及以上或每周至少2夜尿床，排除使用抗精神药物、利尿剂等引起尿失禁或意识丧失。3岁以下儿童，由于脑髓未充、智力未健，或正常的排尿习惯尚未养成而产生尿床者，不属病理现象。遗尿的文献记载最早见于《内经》，如《素问·宣明五气》云："膀胱不利为癃，不约为遗溺。"明确指出遗尿是由于膀胱不能约束所致。

本病发病男孩高于女孩，部分有明显的家族史。本病持续时间长短不一，可呈一时性，也可持续数日、数月甚至数年。遗尿必须及早治疗，如病延日久，会使儿童心理负担过重，产生自卑感，甚至影响其性格、智力的发育。西医学通过X线诊断，发现某些顽固性遗尿的患儿与隐性脊柱裂有关，这类患儿治疗困难。

中医学认为遗尿是因肾气不足、膀胱虚冷为主，病位虽在膀胱，但与三焦、肾、肺、脾、肝、心关系密切，基本病机为膀胱失约。

一、证候分型

1. 肺脾气虚　睡中遗尿，尿频而量不多，经常感冒，面色少华，神疲乏力，少气懒言，纳呆，大便溏薄，常自汗出。舌质淡红，苔薄白，脉缓弱。

2. 肾阳不足　寐中多遗，量多次频，多则一夜数遗，小便清长，醒后方觉，面色苍白，四肢不温，智力较同龄儿稍差。舌质淡，苔白滑，脉沉无力。

3. 心肾不交　梦中遗尿，寐不安宁，烦躁叫嚷，白天多动少静，或五心烦热，形体消瘦。舌质红，苔薄少津，脉细数。

4. 肝经湿热　寐中遗尿，次数较少，小便量少，色黄，味臊，性情急躁，睡眠不宁，梦多。舌质红，苔黄腻，脉滑数有力。

二、推拿指征

非严重感染、非皮肤破损，非精神疾病患者，排除器质性病变、外伤或使用利尿剂、抗精神药物而引起的尿失禁。

三、基本处方

(1)患儿取仰卧位，补脾经(图5-59)200次，补肾经(图5-60)200次，揉丹田(图5-61)，按揉百会穴(图5-62)100次。

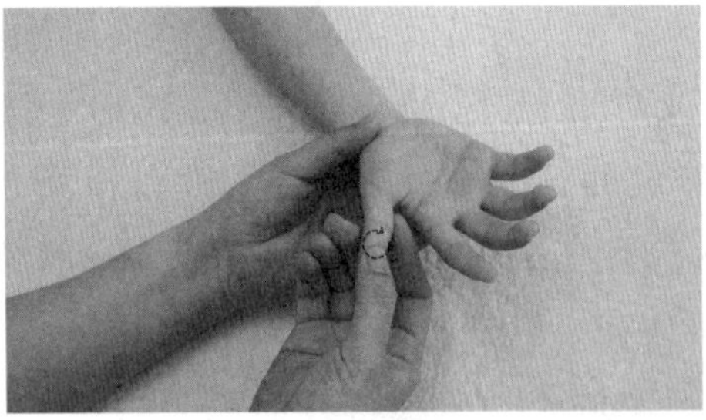

图 5-59 补脾经

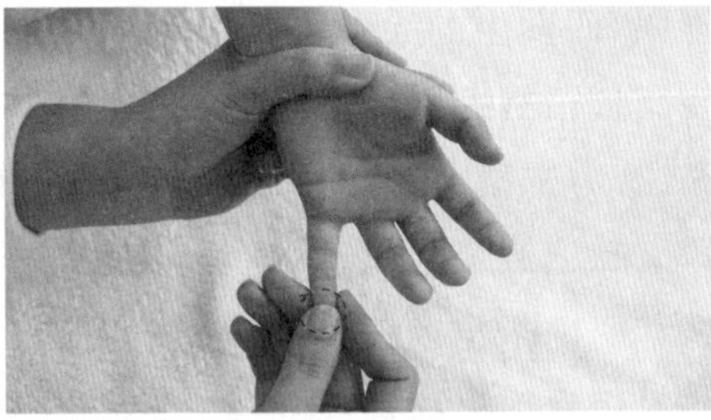

图 5-60 补肾经

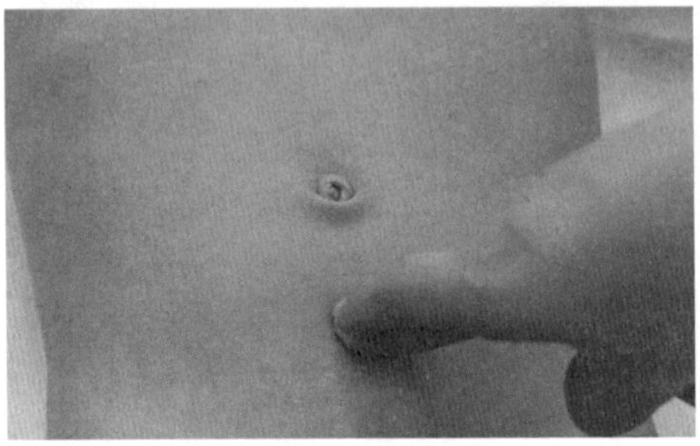

图 5-61 揉丹田

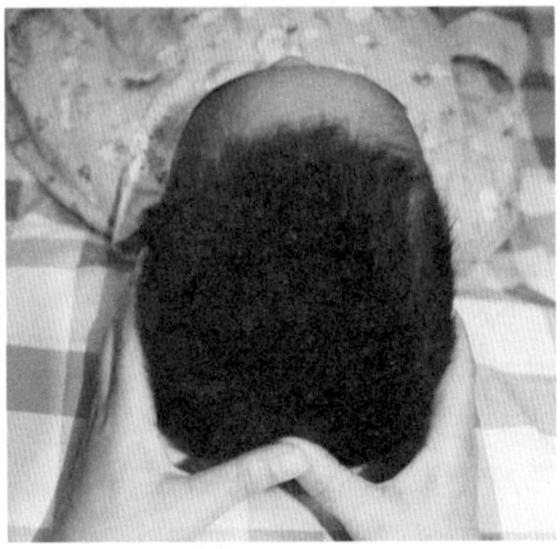

图 5-62 按揉百会

(2)患儿取俯卧位,先用摩法轻摩患儿脊柱(图 5-63),自上而下 3～5 遍,再揉肾俞穴(图 5-64)200 次,再用食、中二指捏脊(图 5-65)6 次,捏三提一。

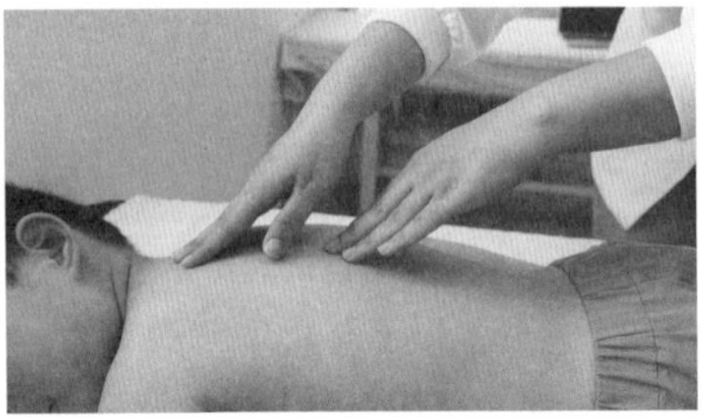

图 5-63 轻摩脊柱

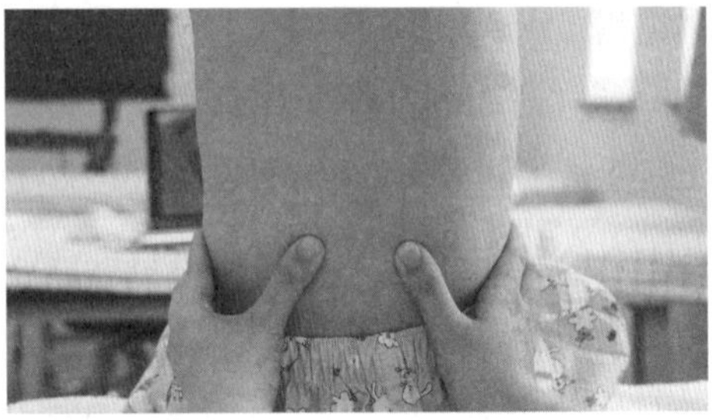

图 5-64 揉肾俞穴

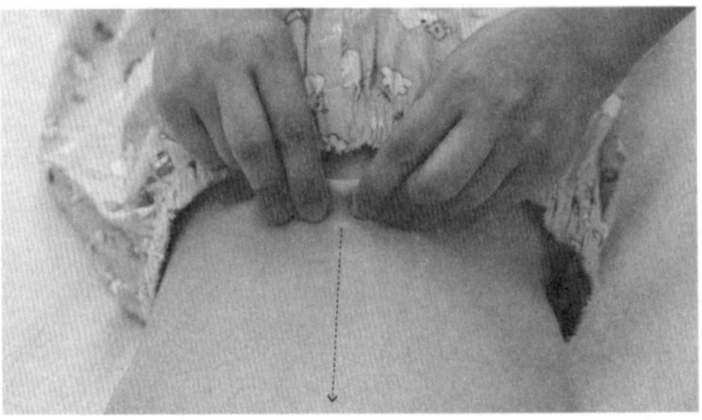

图 5-65 捏脊

四、辨证加减

1. 肺脾气虚 补脾经、补肺经、推三关各300次，揉丹田100次。

2. 肾阳不足 推三关、揉外劳宫、揉丹田、揉二人上马、揉命门各200次。

3. 心肾不交 清心经、清小肠各300次，捣小天心、揉五指节、按揉三阴交各200次。

4. 肝经湿热 清肝经、清心经、清小肠、清脾经各300次，清天河水、揉内劳宫、按揉龟尾各200次。

五、操作注意事项

(1)非严重感染、非皮肤破损，非精神疾病患者，排除器质性病变、外伤。

(2)推拿治疗前嘱患儿排空尿液。

(3)推拿治疗遗尿有一定疗效，但还要配合正确的饮食及家长的定时喊醒排尿，养成定时排尿的生物钟。

六、居家调护

1. 起居护理

(1)保持居室环境安静、舒适、寒暖适宜。

(2)肾气不足或肺脾气虚者应注意保暖；肝经湿热者室内温度不宜过高，褥垫不宜过厚，衣被不可过暖，保持一定的湿度。

(3)指导患儿入睡前排空膀胱，内裤宜宽松。

(4)肾气不足者睡前可用温水泡足，睡时用暖水袋暖足；肝经湿热者睡前可用冷水搓面，温水泡足。

(5)一旦发生遗尿，及时更换衣被，保持皮肤清洁干燥。

2. 饮食护理

(1)白天可正常饮水，晚餐最好少进流质饮食，睡前要控制饮水量以减少遗尿的发生。

(2)肾气不足者饮食不宜过咸以免伤肾，平日可食芡实、莲子、大枣粥以补肾固摄，冬季可食狗肉、羊肉以温补肾阳；脾肺气虚者宜选择营养丰富、易消化吸收的食物，宜食山药、莲子、大枣粥，以健运脾胃之气；肝经湿热者饮食宜清淡，忌食辛辣刺激、肥甘厚味的食物，多食新鲜水果和蔬菜。

3. 心理护理　嘱家长多与患儿沟通、交流，了解遗尿的诱发因素，消除患儿紧张的情绪及羞涩、自卑的心理，使其肝气条达，疏泄调畅，从而建立治疗与康复的信心，以便积极配合治疗。

七、健康指导

(1)小儿要养成按时排尿的卫生习惯及合理的生活习惯，不使其过度疲劳。

(2)已经发生遗尿者，要给予积极的治疗和适当的营养，并注意休息；临睡前两小时最好不要饮水；少吃或不吃流质类食品。

(3)夜间入睡后，家长应定时叫其起床排尿。

(4)正常小儿1岁以后白天可逐渐控制小便，随着小儿经脉日渐充盛，气血脏腑渐实，排尿和表达均逐步完善。而学龄儿童可因白天贪玩过度，精神疲劳，夜间偶发尿床，则不属于病理状态。

(5)推拿治疗遗尿有一定疗效，但还要配合正确的饮食及家长的定时喊醒排尿，养成定时排尿的生物钟。

第九节　近　视

近视是指眼在不使用调节时，平行光线通过眼的屈光系统屈折后，焦点落在视网膜之前的一种屈光状态。在屈光静止的前提下，远处的物体不能在视网膜上汇聚，而在视网膜之前形成焦点，造成视觉变形，导致远方的物体模糊不清。中医学称之为"能近怯远证"，高度近视者称之为"近觑"。起病多见于青少年。

中医学认为，本病发生的原因多为先天禀赋不足，或后天发育不良、脏腑失养，或用眼不当、久视伤血等。其病机主要为肝肾不足、气血亏虚、心阳不足致目失所养，甚至目络瘀阻。

一、证候分型

1. 心阳不足　视力减退，视近清楚，视远模糊，伴形寒肢冷，面色无华，瞳仁无神，心悸不宁，气短乏力。舌红少苔，脉弱。

2. 脾虚气弱　视力下降，视物模糊，双目疲劳，伴神疲乏力，纳食不香，大便溏薄。舌质淡，脉弱无力。

3. 肝肾两虚　视力减退，目视昏暗，伴腰酸乏力，头晕耳鸣。舌红，脉沉细。

二、推拿指征

非严重感染、非严重皮肤组织损伤的近视患儿。

三、基本处方

(1)患儿取俯卧位，开天门(图 5-66)、推坎宫(图 5-67)、揉太阳(图 5-68)、揉四白(图 5-69)各 100 次，揉翳风(图 5-70)、揉耳后高骨(图 5-71)各 50 次，揉睛明(图 5-72)100 次。

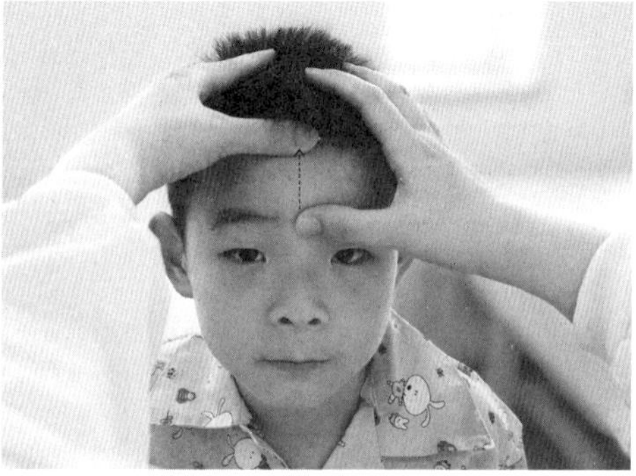

图 5-66　开天门

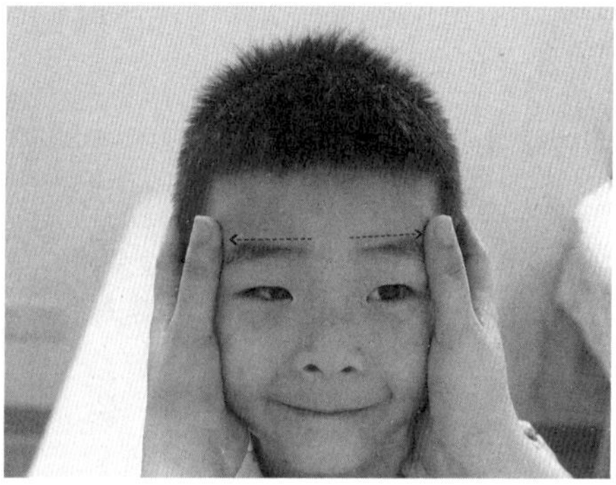

图 5-67　推坎宫

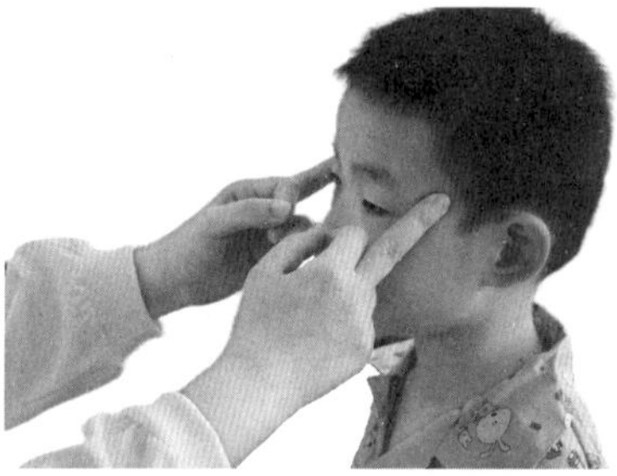

图 5-68　揉太阳

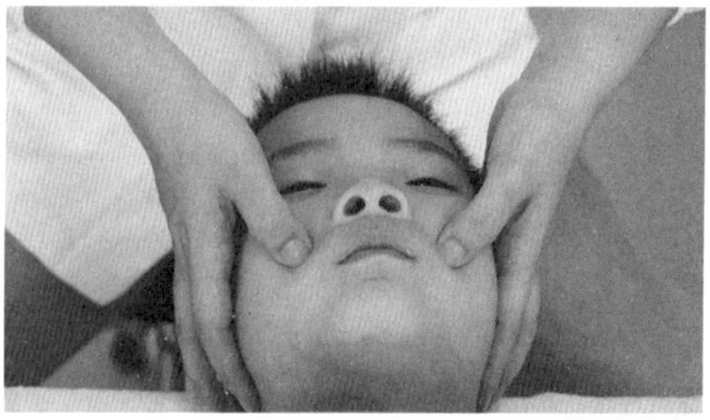

图 5-69　揉四白

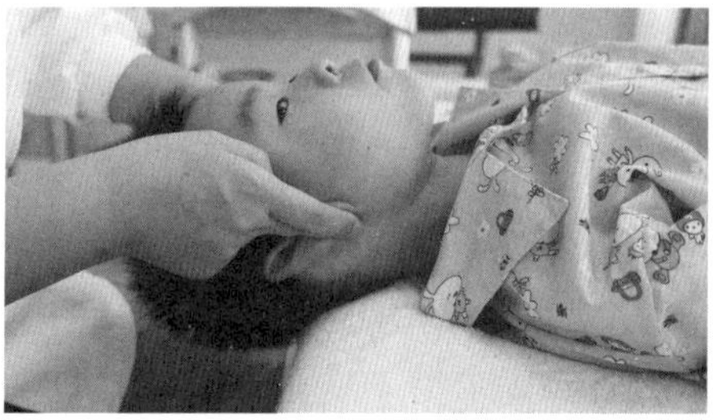

图 5-70　揉翳风

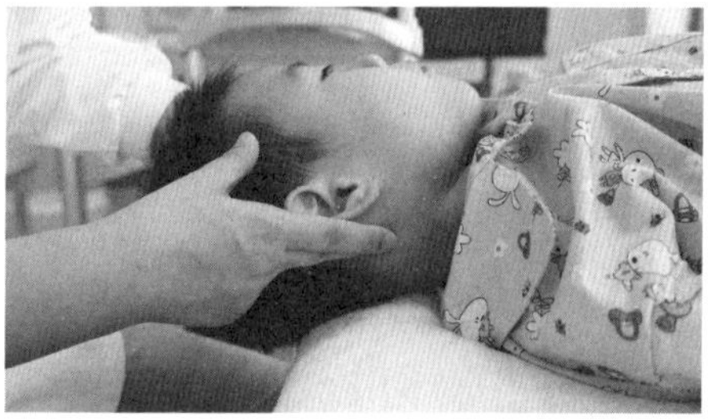

图 5-71　揉耳后高骨

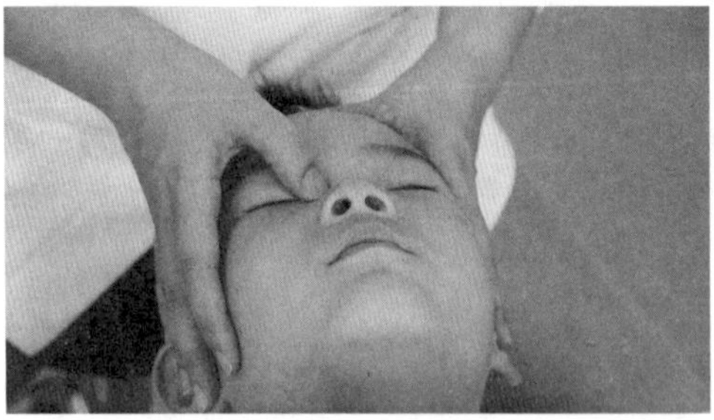

图 5-72 揉睛明

(2)患儿取俯卧位,捏脊(图 5-73)3～5 次,拿风池(图 5-74)3～5 次,拿肩井穴(图 5-75)3～5 次。

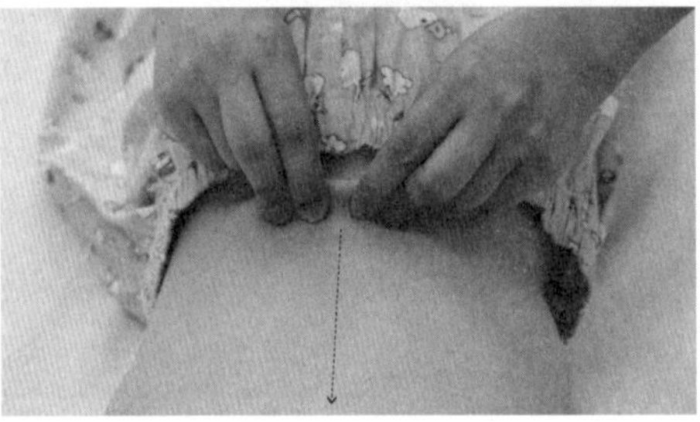

图 5-73 捏脊

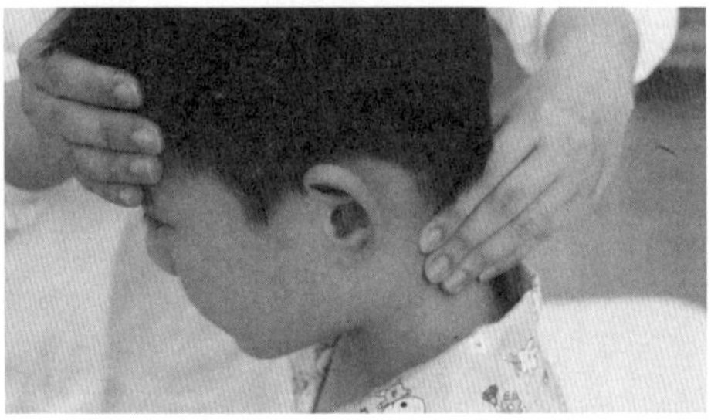

图 5-74 拿风池

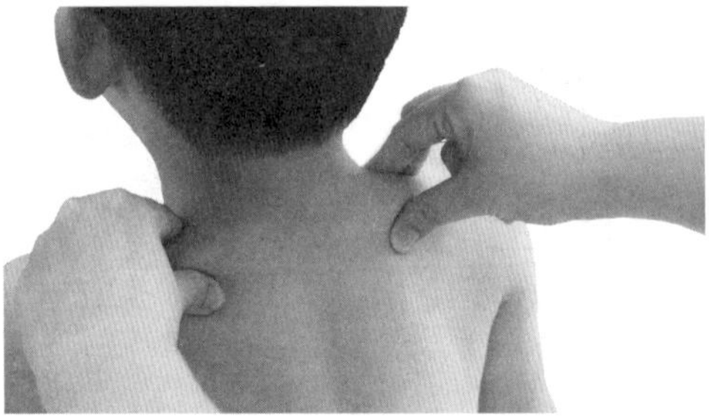

图 5-75 拿肩井

四、辨证加减

1. 心阳不足 推、擦督脉,用一指禅推法,或拇指按压与按揉足太阴脾经在小腿的循行部位。

2. 脾虚气弱 用一指禅推法,或拇指按压与按揉足太阴脾经与足阳明胃经在小腿的循行部位,重点操作足三里和三阴交穴。

3. 肝肾两虚 用一指禅推法,或拇指按压与按揉足少阴肾经与足厥阴肝经在小腿的循行部位,重点操作太溪和涌泉穴。

五、操作注意事项

(1)推拿治疗小儿假性近视有明显效果,对真性近视也有一定的改善作用。

(2)推拿治疗时间每次约30分钟,每周治疗3次,隔日一次,6次为一疗程,共治疗1～2个疗程,高度近视或真性近视可适当延长疗程。

(3)近视多发生在学龄期及青春期,因此推拿治疗时多按成人推拿治疗思路,以局部治疗和远部循经推拿为主。

(4)临床上可配合西药、中药、针灸、耳穴贴压等其他疗法治疗。

六、居家调护

1. 预防

(1)培养正确的读书、写字姿势,不要趴在桌子上或扭着身体读书、写字。书本和眼睛应保持30cm,身体离课桌应保持一个拳头的距离,手离笔尖2.5cm左右。课桌椅应适合小儿身高。

(2)看书写字时间不宜过久,持续1小时后要休息10分钟。眼睛远眺,多看绿色植物。

(3)写字、读书的光线适当,光线最好从左边照射过来。避免在太暗或者太亮的光线下看书、写字。尽量使用无频闪灯具。

(4)积极开展户外体育锻炼,保证小儿每天有1小时的体育活动。

(5)教导小儿写字不要过小、过密,不要写斜字、草字。

(6)认真做好眼保健操(揉四白穴、揉太阳穴、轮刮眼眶等)。

(7)少看电视,少使用手机、电脑。

2. 饮食护理　培养小儿良好的饮食习惯,均衡饮食,不挑食、偏食,多吃蔬菜、水果,少吃甜食。尤其是菠菜中含有丰富的叶黄素,南瓜和玉米中含有大量的玉米黄素,可以给小儿多吃。缺乏维生素A容易导致眼睛干涩,可多吃一些富含维生素A的食物,如胡萝卜、香蕉。另外,富含维生素C的食物如草莓、橙子、番茄等也对保护眼睛大有益处,可以给小儿多吃。

七、健康指导

(1)培养小儿养成良好的生活习惯、用眼习惯,合理作息。

(2)注意饮食调护。

(3)定期复查,早期干预。

第十节 腹 痛

腹痛是指以胃脘以下、耻骨毛际以上部位发生的疼痛。腹痛为小儿常见证候,可见于任何年龄与季节。婴幼儿不能言语,多表现为无故啼哭。

腹痛一证,最早见于《内经》,如《素问·举痛论篇》曰:"寒气客于肠胃之间,膜原之下,血不得散,小络急引故痛","热气留于小肠,肠中痛,瘅热焦渴,则坚干不得出,故痛而闭不通矣。"导致腹痛的疾病很多,西医学中的胰腺炎、肝炎、胆道疾病、肠梗阻、肠套叠、阑尾炎、腹膜炎、溃疡病穿孔、肠道寄生虫病、急性肾盂肾炎、泌尿系结石、腹腔淋巴结炎等腹部器官的器质性疾病均可出现腹痛。本节所讨论的腹痛主要为功能性腹痛,占腹痛患儿总数的50%～70%。中医根据病因病机可分为以下几类:

1. 感受寒邪 由于护理不当,衣被单薄,腹部为风寒所侵,或因过食生冷瓜果,中阳受戕。寒主收引,寒凝气滞,则经络不畅,气血不行,不通则痛。

2. 乳食积滞 小儿脾常不足,运化力弱,乳食又不知自节,故易伤食。或因过食油腻厚味,或强进饮食、临卧多食,或误食变质不洁之物,致食积停滞,郁积胃肠,气机壅塞,痞满,腹胀腹痛。

3. 虫积 由于感染蛔虫,扰动肠中,或窜行胆道,或虫多而扭结成团,阻止气机,不通则痛。

4. 脾胃虚寒 素体脾胃虚弱,脏腑虚冷,或久病脾虚,致使脾阳不振,运化失职,寒湿内停,损伤阳气。阳气不振,温煦失职,阴寒内盛,气机不畅,腹部绵绵作痛。

一、证候分型

1. 寒痛 腹部拘急疼痛,阵阵发作,常于受凉或饮食生冷后发生,痛处喜暖,得温则舒,遇寒痛加,面色苍白,痛甚者额冷汗出,唇色紫暗,肢冷,或兼吐泻,小便清长。舌淡红,苔白滑,指纹色红,脉沉弦紧。

2. 伤食痛 以脘腹胀满、疼痛拒按和不思乳食为主要临床表现,有伤乳伤食病史,伴嗳腐吞酸,或腹痛欲泻,泻后痛减,或大便秘结,或时有呕吐,吐物酸馊,粪便秽臭,夜卧不安,时时啼哭。舌淡红,苔厚腻,指纹紫滞,脉滑。

3. 虫痛 腹痛突然发作,以脐周为甚,时作时止,伴嘈杂吐涎,有时可在腹部摸到蠕动之块状物,时隐时现,有便虫病史。形体消瘦,食欲不佳,或嗜食异物。如蛔虫窜行胆道则痛如钻顶,时作时止,伴见呕吐,甚至吐出蛔虫。

4. 虚寒腹痛 起病缓慢，腹痛绵绵，喜按喜温，病程较长，反复发作，面色少华，精神倦怠，手足清冷，乳食减少，或食后腹胀，大便稀溏。唇舌淡白，指纹淡红，脉沉缓。

二、推拿指征

非严重感染、非腹部组织损伤、非腹部出血、非腹部肿块的腹痛患儿。

三、基本处方

(1)患儿取仰卧位，摩腹(图 5-76)100 次，揉一窝风(图 5-77)100 次，揉足三里(图 5-78)100 次，拿肚角(图 5-79)3～5 次。

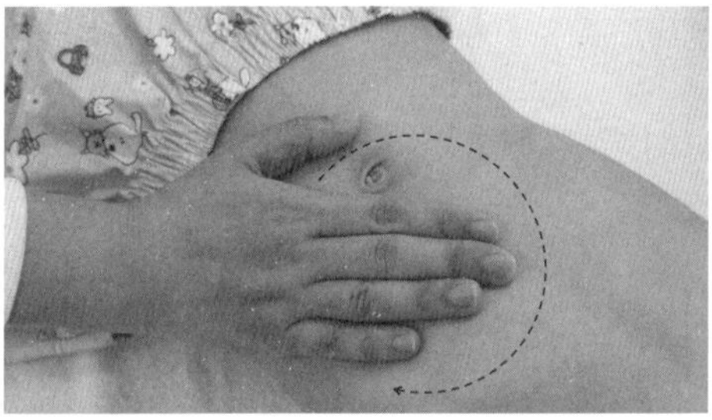

图 5-76 摩腹

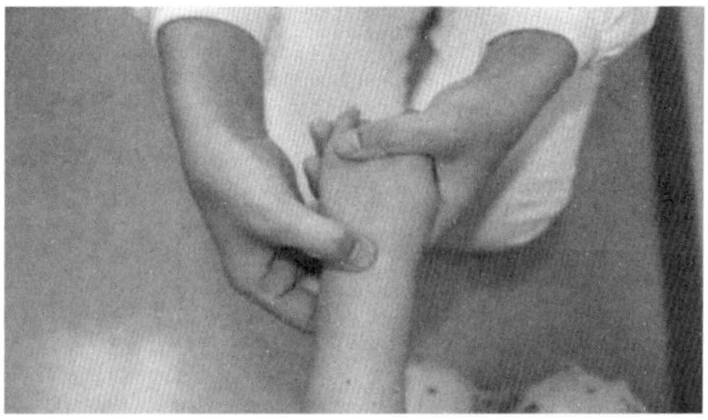

图 5-77 揉一窝风

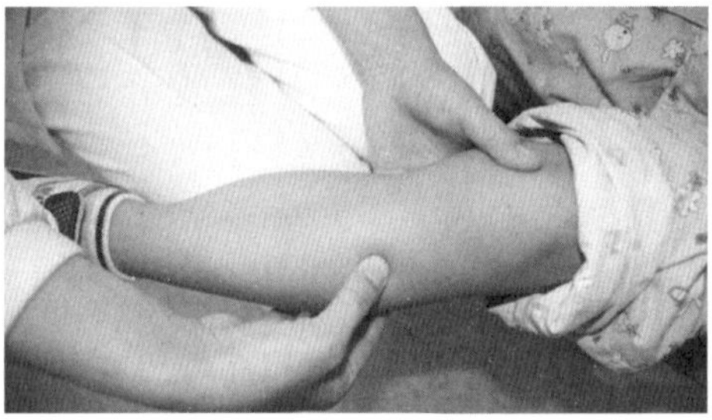

图 5-78 揉足三里

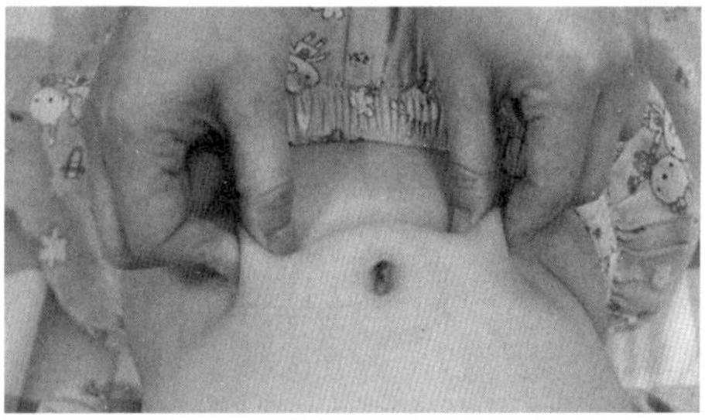

图 5-79 拿肚角

(2)患儿取俯卧位，捏脊(5-80)3～5 次。

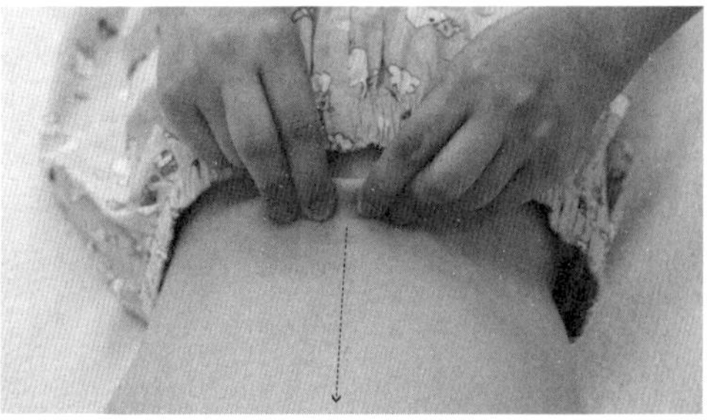

图 5-80 捏脊

四、辨证加减

1. 寒痛　补脾经300次，揉一窝风300次，揉外劳宫300次，推三关100次。

2. 伤食痛　补脾经、清大肠各300次，运内八卦、清板门、推四横纹各200次。

3. 虫痛　揉一窝风、揉外劳宫各300次，揉中脘200次。

4. 虚寒腹痛　补脾经300次，揉外劳宫、运内八卦各200次，捏脊30次。

五、操作注意事项

(1)6个月以内的婴儿腹痛可能是肠绞痛，常常发生在夜间，家长可用50℃左右的热水袋隔衣物热敷孩子的腹部，并帮助孩子活动双下肢，类似于骑自行车的动作，同时用玩具转移孩子的注意力，帮助其缓解疼痛。

(2)腹痛患儿可每日推拿治疗2次。

(3)剧烈或持续腹痛者应卧床休息，随时检查腹部体征，并做必要的辅助检查，以明确诊断，及时治疗。

六、居家调护

1. 预防

(1)注意饮食卫生，勿多食生冷之品。

(2)注意气候变化，防止感受外邪，避免腹部受凉。

(3)餐后稍事休息，勿做剧烈运动。

2. 饮食护理　饮食护理的原则是易消化、富有营养，少量多次饮水，避免强求小儿饮食而导致进食过量使胃肠负担过重。注意饮食卫生，特别是夏季不要进食变质食物，少吃冷饮、甜食，生食的蔬菜瓜果一定要洗净。养成专心吃饭、细嚼慢咽的良好习惯，杜绝边吃边玩、边吃边看电视。

七、健康指导

(1)注意保暖，特别是腹部的保暖，可穿肚兜或护脐带。

(2)如小儿腹痛剧烈，哭闹不止，拒食，并出现大汗淋漓、烦躁不安、面色苍白等情况，应及时送医院诊治。

(3)寒性腹痛者应温服或热服药液，热性腹痛者应冷服药液，伴呕吐者，药液要少量多次分服。

第十一节　鼻　炎

鼻炎是指因鼻腔黏膜和黏膜下组织炎症而致鼻塞、流涕、喷嚏等鼻部症状的一种疾患。本病可发生于任何年龄，也是小儿的常见疾病，在学龄儿童中发病尤多。四季均可发病，冬季症状较重。鼻炎虽然不是一种严重的疾病，但会对患儿的日常生活与学习造成影响，且与鼻窦炎及其他伴发病如结膜炎有关，鼻炎还是哮喘的危险因素之一，因此，积极治疗鼻炎尤其是急性鼻炎具有重要的临床意义。

鼻炎属于中医学的伤风鼻塞、鼻窒、鼻鼽等范畴。中医认为发病原因不外乎两大类：外感、内伤。外感病因，风寒之邪最常见，其余的邪气次之。《景岳全书》记载："凡因风寒而鼻塞者，以寒闭腠理，则经络壅塞而多鼽嚏。"说明本病的病因多为风寒。内伤病因以七情不调、过劳过逸致病多见。如《济生方》记载："夫鼻者，肺之候，职欲常和，和则吸引香臭矣。若七情内郁，六淫外伤，饮食劳役，致鼻气不得宣调，清道壅塞。其为病也，为衄、为痈、为息肉、为疮疡、为清涕、为窒塞不通、为浊脓，或不闻香臭。"内伤多与肺的宣发肃降功能失调、脾的运化水谷津液失调、肾气不足或肾精亏虚等内脏功能失调紧密相关。鼻炎发病的病机主要有风邪犯肺、肺脾气虚、气滞血瘀三个方面，但以肺气不足、风邪异气犯肺为其根本原因。鼻为肺窍，肺为娇脏，不耐寒热，肺主清肃宣发，为清净之脏。当患儿肺虚卫弱时，风邪异气夹寒、夹热乘虚侵袭，致风寒束肺或风热郁肺而发病。

西医学认为，鼻炎往往为呼吸道感染的一部分，是鼻腔黏膜的急性感染性炎症，主要为病毒感染或者在病毒感染基础上继发细菌感染，主要病理变化为鼻黏膜水肿，大量嗜酸性粒细胞浸润，晚期黏膜可呈肥厚性改变。

一、证候分型

1. 风邪犯肺　鼻塞，流涕，头痛，嗅觉不灵，甚则不闻香臭。夹热者，可伴见鼻痒，喷嚏，鼻气灼热，涕少而黄稠，咽痛口渴。舌红苔薄黄，脉数；夹寒者，可伴见头痛恶寒，涕多而质清稀，舌淡苔薄白，脉浮。

2. 肺脾气虚　长期鼻塞，时轻时重，左右交替，病情反复，经久难愈，伴少气懒言，倦怠乏力，易感冒，纳差便溏。舌淡苔白，脉细沉。

3. 气滞血瘀　鼻塞较甚，持续不减，鼻涕难以擤出，鼻音重浊，嗅觉迟钝，甚至香臭难辨。舌质暗红，脉弦涩。

二、推拿指征

非严重感染、非严重组织损伤的患儿。

三、基本处方

(1)患儿取仰卧位,黄蜂入洞(图 5-81)50 次,揉二人上马(图 5-82)300 次,按揉迎香(图 5-83)100 次,推擦迎香(图 5-84)30 次。

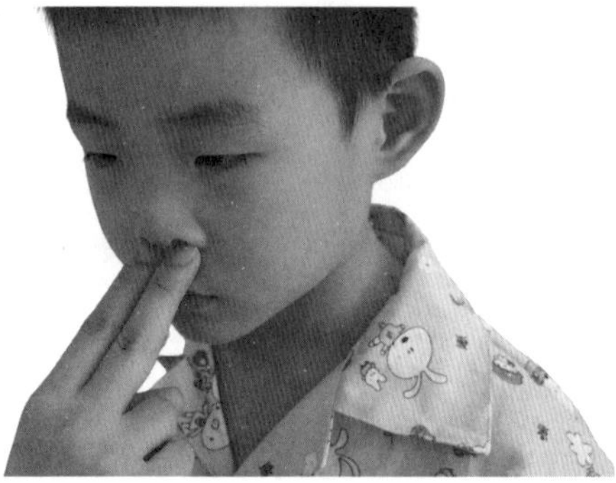

图 5-81　黄蜂入洞

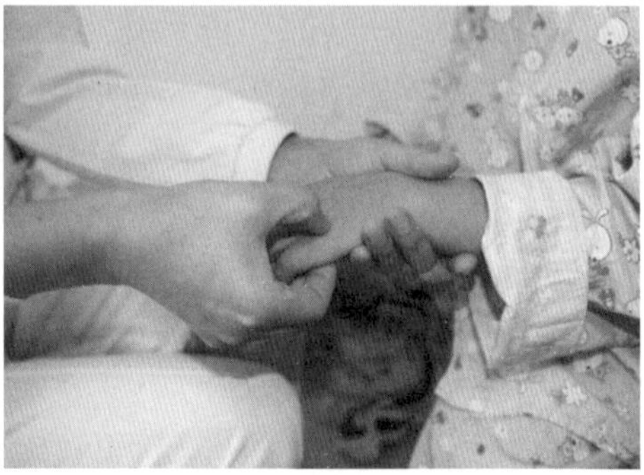

图 5-82　揉二人上马

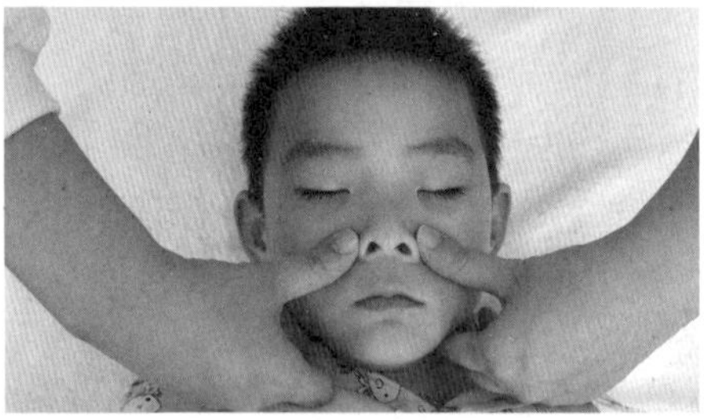

图 5-83　按揉迎香

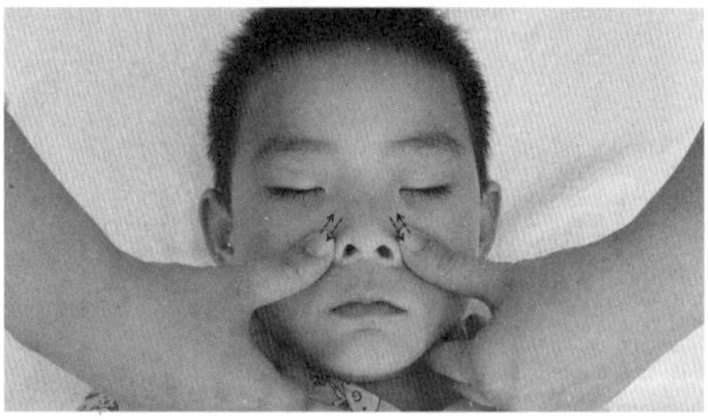

图 5-84　推擦迎香

(2)患儿取俯卧位,捏脊(5-85)3～5 次。

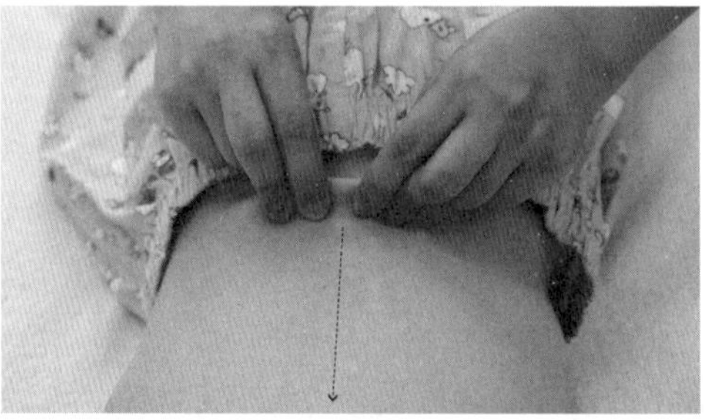

图 5-85　捏脊

四、辨证加减

1. 风邪犯肺　风热者，清天河水与清补肺经各300次，揉一窝风500次。风寒者，推三关300次，揉一窝风、膊阳池各500次。

2. 肺脾气虚　补肺经、补脾经、揉板门各500次。

3. 气滞血瘀　擦山根20次，揉水沟及迎香50次，按揉双侧合谷穴3～5分钟。

五、操作注意事项

(1)推拿对小儿过敏性鼻炎有较好的疗效，尤其是急性鼻炎，经过3～5次治疗可以起到很好的疗效。颜面部推拿时用力轻柔，推拿时间10分钟左右。

(2)鼻炎患儿可每日推拿治疗1次，10天为1疗程，一般需要治疗3个疗程，每个疗程之间间歇3天。

(3)鼻炎的原因复杂，必须详细诊察，明确诊断。

(4)临床上可配合西药、中药、针灸、耳穴贴压等其他疗法治疗。

六、居家调护

1. 预防

(1)优化环境是预防小儿过敏性鼻炎的首要工作，积极寻找过敏原，远离过敏原。

(2)注意补充水分，也可用热水、蒸气熏鼻等。

(3)戒掉不良生活习惯，掌握正确的小儿擤鼻涕方法。

(4)养成良好的饮食习惯。

(5)勤加锻炼增强体质。

2. 饮食护理　根据小儿饮食习惯、病情程度，为其提供合理膳食，注意保持营养均衡，色香味俱全，促进小儿食欲；平时饮食尽量以清淡、易消化食物为主，如胡萝卜、蜂巢、大枣、金针菇等，严禁食用牛肉、狗肉等发物，刺激性食物及寒凉食物，避免加重病情进展。可选择食疗方，如姜糖饮，材料为生姜50克、红糖适量，将生姜洗净，切成丝状，备用，并加入适量红糖，再加入滚烫的热水，冲泡，或是煎煮10分钟左右，指导小儿趁热喝，以达到散寒解表目的，进而缓解风寒性感冒导致的鼻塞症状，优化生活质量。薄荷苏叶饮，材料为薄荷5克、苏叶10克，将所有材料装入器皿内，再加入适量开水冲泡10分钟，以达到发散解表之功效。

七、健康指导

(1)加强护理,慎衣着,适寒热,避风邪。

(2)注意饮食调护,不吃不洁食物,顾护脾胃,促进患儿早日康复。

(3)积极治疗呼吸道感染性疾病。

第十二节 湿 疹

湿疹是婴幼儿时期的一种常见皮肤病,以皮肤表面出现细粒红色丘疹、瘙痒、反复发作为特征,好发于两颊、耳廓周围、额部、眉毛及皮肤皱褶等部,常对称分布。2岁以内小儿多见,一般在3岁后逐渐减轻或自愈。

湿疹是西医病名。中医称之为“胎敛疮”“湿疮”“奶癣”等。内外湿邪浸淫肌肤为小儿湿疹的基本病机。湿邪可由外而入,见于小儿受凉受湿;也可因内而生,见于小儿脾胃失调,湿浊内生;还可为胎毒遗留。

一、证候分型

1. 风湿热淫　皮肤细粒红疹,水湿或脓液渗出,瘙痒难忍,皮肤红赤,伴小便短少、哭闹不宁、恶风,易感冒。舌红苔黄腻,脉滑,指纹紫。

2. 脾虚湿盛　皮疹,或水疱色暗,渗液多,或结痂,伴大便稀溏、纳差。舌淡苔腻,脉濡,指纹红。

3. 血虚风燥　反复发作,皮疹干燥、皮肤粗糙、色素沉着,瘙痒。舌淡少苔,脉细数,指纹紫。

二、推拿指征

非严重感染、非严重皮肤组织损伤的患儿。

三、基本处方

(1)患儿取仰卧位,补脾经(图5-86)300次,清补肺经(图5-87、图5-88)(先清肺经300次,后补肺经100次),清大肠经(图5-89)300次,清天河水(图5-90)150次,拿血海(图5-91)3~5次,局部疹子振抚(于疹子处轻搔并振1~2分钟)。

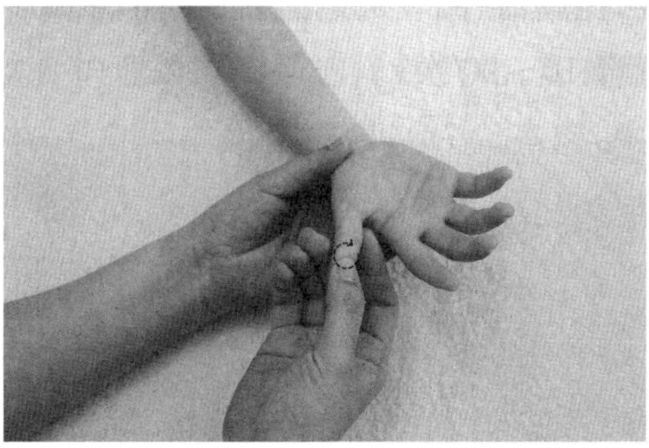

图 5-86　补脾经

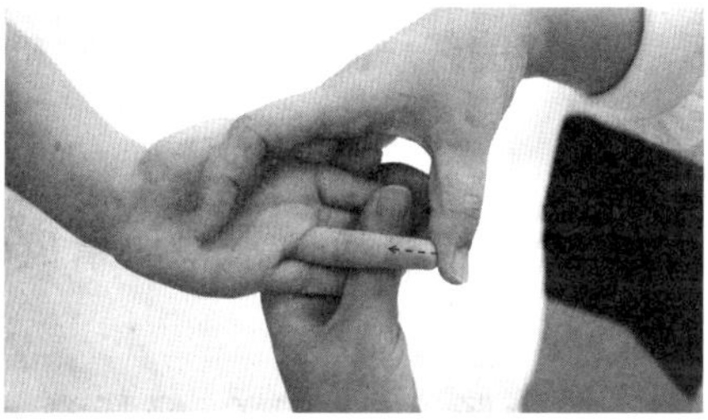

图 5-87　清补肺经

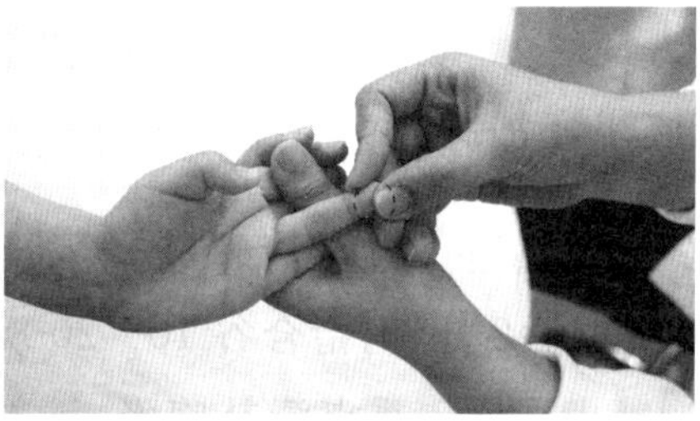

图 5-88　清补肺经

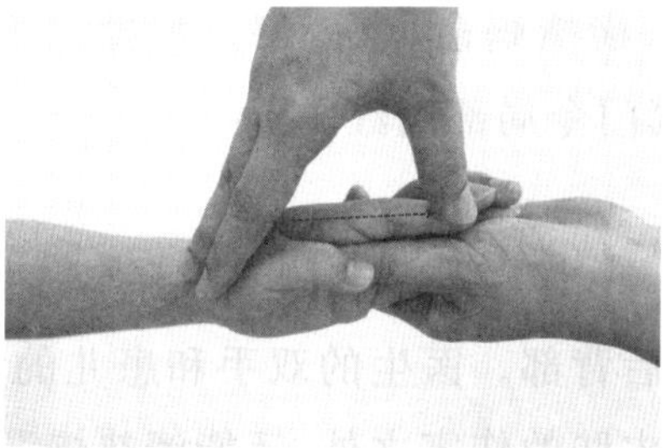

图 5-89　清大肠

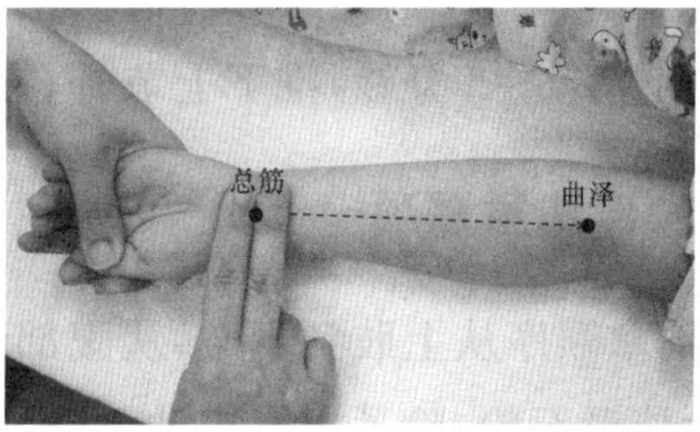

图 5-90　清天河水

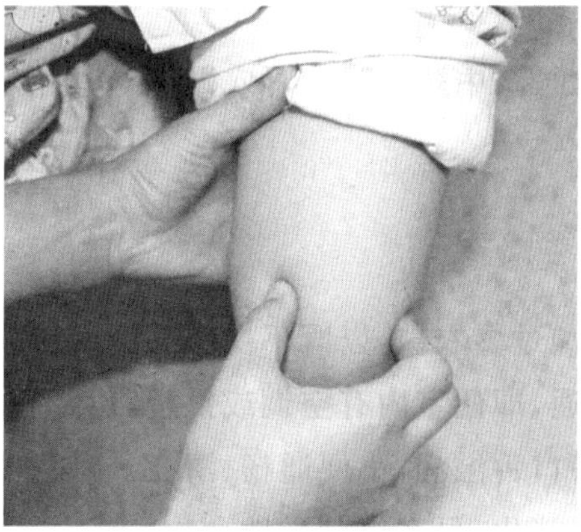

图 5-91　拿血海

第六章　小儿保健推拿

小儿保健推拿在我国有悠久的历史，据记载在两千多年前已有应用，唐代孙思邈所著的《备急千金要方》记载了“小儿虽无病，早起常以膏摩囟上及手足心，甚辟风寒”。以后历代医家在所著小儿病证治疗中，散在记录了一些相应的保健手法或保健推拿手法。由于小儿保健推拿与小儿医疗推拿不同，是在未病小儿中应用，在相当长的时间内未被小儿推拿医生和患儿家长所重视和接受。近年来，随着人们对传统保健方法的重视，经济的发展和“治未病”理念的深入人心，小儿保健推拿在全国各地小儿推拿医疗机构中被越来越多的患儿家长所认可，同时，随着与小儿保健推拿作用类似的以现代医学理论为基础的婴儿抚触在国内迅速发展，也带动了传统小儿保健推拿法更快地普及。

小儿保健推拿是在小儿无病的情况下，根据小儿的生理特点而设计和采用的有助于防止小儿疾病的发生，保持小儿正常生长发育与强健身体的推拿方法。由于传统医学认为小儿心、肝常有余，脾、肺、肾常不足的五脏偏盛偏衰特点，所以在小儿保健推拿法中常以补脾、肺、肾之不足，泻心、肝之有余，采用“虚者补之，实者泻之”的基本法则作为推拿手法操作原则。小儿保健推拿法有手法轻柔、配穴较少、方法简便、极少痛苦、安全可靠等特点，易于被家长和小儿所接受。

一、小儿保健推拿应用范围

适用对象一般是 6 岁以内小儿，有部分强健身体的方法可用到 14 岁即青春期以内，青春期以上适用成人保健推拿。处于疾病发作期的小儿，如心脏病、肿瘤、皮肤感染性疾病以及肌肤破损、烫伤、正在出血的部位等，不宜采用保健推拿法。

二、小儿保健推拿注意事项

(1)推拿室应选择避风、避强光、安静的房间，室内要保持清洁卫生，温度适宜，保持空气流通，但不可直接吹风。推拿后注意保暖避风寒，忌食生冷。

(2)小儿保健推拿的操作顺序，一般是先头面，次上肢，然后是胸腹，下肢前侧，最后是腰背，下肢后侧。即先上后下，由前到后。

(3)由于小儿肌肤娇嫩，手法要求轻快柔和，平稳着实。

(4)操作时应配合推拿介质，如滑石粉、爽身粉、生姜汁、葱白汁、鸡蛋清、薄荷水、冬青膏、麻油等，既可润滑皮肤，防止擦破皮肤，又可提高效果。

(5)推拿时间：每日操作1次，每次10～15分钟。在小儿患病期间可暂停，待其痊愈后方可继续操作。

(6)如家长在家自行操作，应在小儿推拿医生指导后方可进行。

三、小儿保健推拿的分类

1. 按操作方式分类　分为仰卧位保健推拿法、俯卧位保健推拿法。

2. 按应用目的分类　分为安神保健推拿法、健脾保健推拿法、保肺保健推拿法、益智保健推拿法、防感冒保健推拿法和病后调养保健推拿法。

3. 按保健部位分类　可分为眼保健推拿法、小儿膝关节保健推拿法、小儿踝关节保健推拿法、小儿脊柱保健推拿法、小儿肩关节保健推拿法和小儿腕关节保健推拿法。

第一节　小儿防病祛病保健推拿法

预防为先的“治未病”思想是中医学中重要的原则。在小儿未病之时，施之推拿法，可以疏通经络、调节脏腑、增强正气，从而达到“正气存内，邪不可干”的目的。

一、养肺防感

小儿脏腑娇嫩，腠理不密，卫外功能未固，且小儿肺常不足，因肺为清虚之体，不耐寒热，每当气候稍变，寒温失常之时，极易感受外邪，故呼吸系统疾患为小儿最常见病种。因此，养肺防感保健推拿法占有重要地位。

(一)养肺保健推拿法

1. 处方　根据小儿体质特点选用不同处方，易患感冒小儿选处方1；经常烦躁易动小儿选处方2；常易伤食、感冒交替出现小儿选处方3。

(1)揉外劳宫300次，黄蜂入洞300次，按肩井10次。

(2)清肺经、清肝经、补脾经、清天河水各5分钟。

(3)补脾经300次,揉手足心各50次,揉膻中100次,拍肺俞50次,拿肩井10次。

2. 操作方法

(1)家长怀抱小儿取抱坐势,医者与小儿面对面坐诊。医者以两手拇指螺纹面同时揉双侧外劳宫300次;然后用一手固定小儿头部,另一手示指、中指螺纹面分别置小儿鼻翼两旁作上下环形揉动300次(黄蜂入洞);最后双手示指、中指螺纹面同时按双肩井穴10次。

(2)家长怀抱小儿取抱坐势,医者与小儿面对面坐正。医者一手同时捏住小儿示指和无名指,另一手拇指桡侧缘沿小儿示指、无名指螺纹面同时自指根向指尖推5分钟;然后医者用拇指桡侧缘或螺纹面在脾经穴旋推5分钟;最后医者示指、中指两指并拢,自小儿腕横纹推向肘横纹5分钟。

(3)小儿仰卧位,医者用拇指桡侧或螺纹面在双侧脾经穴旋推各300次;然后用双手拇指或食指、中指揉手足心劳宫和涌泉穴各50次;用双手拇指从第一、第二肋间隙的胸肋关节向两边分推,依次作第二、第三、第四、第五肋间隙操作各50次;用中指揉膻中100次。家长怀抱小儿,使小儿背部朝向操作者,医者用掌心轻拍小儿背部肺俞50次,拿肩井10次。

(二)防感冒保健推拿法

1. 处方　摩面部100次,黄蜂入洞50次,揉耳垂3分钟,按揉合谷、曲池穴各50次,擦背1分钟。

2. 操作方法

(1)小儿仰卧位,医者两手掌擦热,用手掌掌根或鱼际处按在小儿前额,先按顺时针方向环摩面部50次,再按逆时针方向摩面部50次,使面部微红有温热感。

(2)以两手食指在鼻两侧作快速上下推擦50次,用力不宜过重,以局部产生的热感向鼻腔内传导为佳。

(3)以双手拇指和食指搓揉双侧耳垂,反复操作3分钟,以耳垂发红、发热为佳。

(4)按揉合谷、曲池穴各50次。

(5)小儿俯卧位,医者以全掌横擦肩背部1分钟,以透热为佳。

二、健脾助运

小儿生长发育所需的营养物质,均需脾胃化生气血供应。6岁以内小儿脏腑形态发育不完全，肠胃娇嫩，运化无力，而且生长发育快，所需水谷精微较多，故小儿脾胃运化水谷的负荷相对过大，应用健脾保健推拿法可健脾和胃，增强食欲，调理气血，并能提高小儿身体素质，增强抵御疾病的能力。因此，小儿脾胃保健推拿法是保护儿童健康成长的重要方法。

（一）处方

补脾经、摩腹各 5 分钟，揉足三里 3 分钟，捏脊 3～5 次。

（二）操作方法

1. 补脾经 小儿仰卧位，医者用拇指桡侧或螺纹面同时揉双侧脾经穴旋推共 5 分钟。

2. 摩腹 小儿仰卧位，医者以掌心或四指并拢螺纹面，同时揉双侧足三里 3 分钟。

3. 揉足三里 小儿仰卧位，医者用拇指螺纹面顶住皮肤，示、中二指前按，三指同时用力捏住皮肤，两手交替移动向前，边推边捏边拿。自龟尾穴开始，沿着督脉向上至大椎穴止为一遍。每次捏 3～5 遍。为了加强刺激，可从第二遍起，每捏 3 次向上提拿 1 次，即捏三提一法。最后两拇指在脾俞、胃俞处按揉 2 分钟，以加强疗效。

三、补肾益智

小儿的正常发育，是由肾的元阴元阳相互协助，相互支持，相互影响的结果。肾藏精生髓，髓又上通于脑，故精足则令人神智聪慧。补肾益智保健推拿法能促进小儿智力开发，使其身心健康，精神愉快。

（一）处方

（1）揉二人上马 30 分钟至 1 小时。

（2）推五经 100 次，捏十王各 20 次，摇四肢关节各 20 次，捻十指及十趾各 5 遍，捏脊 5 遍。

先天不足，脑发育不全者选处方（1），二人上马穴能补肾益精，健脑益智，独穴多揉多推，能大补肾中水火，壮元气，填精髓；后天发育较差者选处方（2）以固本培元，强健腰膝，促进生长发育。

（二）操作方法

（1）二人上马穴在手背无名指与小指掌骨头之间的凹陷中。揉二人上马是将小儿小指屈曲于掌心，医者以拇指或中指指腹左右揉 30 分钟至 1 小时。

(2)小儿仰卧位,医者以左手托小儿左手使手心向上,右手五指并拢合于小儿掌上,从其掌根开始,沿手掌顺指根向指尖方向推,反复操作100次。操作者捏十王各20次,然后摇小儿四肢腕、髋、踝关节各20次,再用拇指、食指螺纹面捻小儿十指及十趾各5遍。

(3)小儿俯卧位,医者以双手拇指、食指螺纹面捏脊5遍,重提肾俞、脾俞、心俞各5次,并按揉3次,然后中指放督脉大椎穴上,示指、无名指分别置足太阳膀胱经两侧风门穴上,自上而下反复推10遍。

四、养心安神

14岁以内小儿神经系统发育未全,对外界事物刺激易引起强烈的反应。所以小儿病理特点为心气有余,见闻易动,耳闻异声则易受惊恐,因此小儿的精神调摄保健极为重要。应用安神保健推拿法能养心安神、滋阴养血,是小儿常用的保健方法。

(一)处方

拍心俞、厥阴俞各50次,按揉心俞30次,推背50~100遍,猿猴摘果30次。

(二)操作方法

(1)家长怀抱小儿,使小儿背部朝向操作者,医者用掌心轻拍小儿背部心俞,厥阴俞各50次,拍时要用空拳,即掌指关节微屈,动作轻柔富有节奏,然后用拇指、示指指面分别按揉双侧心俞各30~50次。

(2)姿势同上,医者用单手中指贴在督脉上,示指、无名指分别置于两侧膀胱经上,从颈项部的风府、风池穴起,自上而下单向推至腰骶部50~100遍。

(3)猿猴摘果,即家长怀抱小儿取抱坐势,医者与小儿面对面坐正,医者以两手食指、中指夹住小儿的耳尖向上提捏5~10次,再用双手拇指、食指捏住双耳垂向下拉3~5次,最后双手轻捧小儿头部左右摇动3~5次。

第二节　小儿日常经络保健

小儿日常可以自行进行简单的经络拍打或穴位揉按,从而达到强身健体、防病祛病的目的,称为小儿日常经络保健。小婴儿因无法自行完成相应动作,主要依靠家长对其行被动运动或简单推按;幼儿因动作发育及认知能力尚不成熟,需家长给予指导和帮助;年纪较大的小儿可在学习领悟经络保健操之后,自行完成练习。

一、婴儿保育操

婴儿仰卧，家长坐其侧。

（1）摩顶 64 次，或 8×8 拍。用右手掌在婴儿头顶抚摩。

（2）拍胸 32 次，或 4×8 拍。用右手掌轻轻拍击婴儿胸部，手指并拢，手掌微曲。

（3）揉脐 64 次，或 8×8 拍。用右手掌掌根，在婴儿脐部做顺时针揉动。

（4）举上肢 16 次，或 2×8 拍。双手握住婴儿双腕，将婴儿双上肢分别从其体侧向上举过头顶。

（5）展上肢 16 次，或 2×8 拍。双手握住婴儿双腕，将婴儿双上肢分别从其胸前向两侧外展。

（6）摇双腕 16 次，或 2×8 拍。一手握婴儿右腕，轻摇 8 次；再摇其左腕 8 次。

（7）屈伸下肢 16 次，或 2×8 拍。双手分别握住婴儿双踝，屈伸其下肢。

（8）摇双踝 16 次，或 2×8 拍。一手握婴儿右踝，轻摇 8 次；再摇其左踝 8 次。

（9）拍背 32 次，或 4×8 拍。婴儿俯卧，家长用右手手掌轻拍婴儿背部。

（10）提举下肢 16 次，或 2×8 拍。一手按婴儿腰部，一手握其双踝向上提举。

二、强身健体保健操

主要针对先天不足或后天失养导致五脏六腑亏虚或不调，而某一个脏腑亏虚又不明显的小儿。中医学认为，五脏六腑气血阴阳调和，“阴平阳秘”即为健康状态。强身健体保健操根据小儿生理特点具有调阴阳，理气血，和脏腑，通经络，培元气之功用。可以调节全身各脏腑器官的功能状态，增强机体的抗病能力。

（1）揉肺俞 64 次，或 8×8 拍。

（2）揉心俞 64 次，或 8×8 拍。

（3）揉肝俞 64 次，或 8×8 拍。

（4）揉脾俞 64 次，或 8×8 拍。

（5）揉肾俞 64 次，或 8×8 拍。

（6）捏脊 5 遍，或 8×8 拍。

三、五指一捏保健操

每天坚持五指一捏孩子体质会有明显改善，身心会变得更健康。

(1)补脾经 64 次，或 8×8 拍。

(2)补肺经 64 次，或 8×8 拍。

(3)补肾经 64 次，或 8×8 拍。

(4)清肝经 64 次，或 8×8 拍。

(5)捏脊 5 遍，或 8×8 拍。

四、养肺防感操

中医学认为小儿“皮薄肉弱”“肺为娇脏”，是清虚之体，抵御外邪能力差，适应外界气候变化能力弱，既易于受邪，又不耐寒热，形成了“肺常不足”的生理特点。无论外邪是从口鼻吸入，还是由皮毛侵袭人体，都会影响肺“主气”与“司呼吸”的功能，因此，小儿疾患中呼吸系统的急性感染占很大比例。养肺防感保健操根据小儿的解剖生理特点，具有宣通肺脏，强身防感的功用。

(1)开天门 64 次，或 8×8 拍。

(2)推坎宫 64 次，或 8×8 拍。

(3)揉太阳 64 次，或 8×8 拍。

(4)揉迎香 64 次，或 8×8 拍。

(5)拿虎口 16 次，或 2×8 拍(左、右手共 32 次，或 4×8 拍)。

(6)揉天突 64 次，或 8×8 拍。

(7)擦胸 64 次，或 8×8 拍。

(8)擦背 64 次，或 8×8 拍。

(9)按风池 16 次，或 2×8 拍。

(10)拿肩井 16 次，或 2×8 拍。

五、健脾助运操

中医学认为，脾胃为后天之本，是气血生化之源；胃为水谷之海，饮食入胃，依赖脾胃的消化吸收。小儿“脾常不足”，脾胃功能较差，其消化吸收功能原本不足，加之小儿寒暖不能自调，又易为饮食所伤，很容易使脾胃功能失调，而出现呕吐、疳积、腹泻等消化道疾病。脾的功能不足，就难以营养全身，而影响肺、肾等其他脏腑功能，使小儿不能正常生长和发育。健脾助运操根据小儿脾胃生理特点，着重通达脾胃，使小儿脾气健旺。

（1）揉中脘 64 次，或 8×8 拍。

（2）揉脐 64 次，或 8×8 拍。

（3）揉丹田 64 次，或 8×8 拍。

（4）摩腹 64 次，或 8×8 拍。

（5）按揉足三里 64 次，或 8×8 拍（左右足各 32 次，或 4×8 拍）。

（6）捏脊 5 遍，或 8×8 拍。

（7）揉脾俞 64 次，或 8×8 拍。

（8）揉胃俞 64 次，或 8×8 拍。

六、补肾益智操

小儿处于生长发育的旺盛时期，年龄越小生长发育越快。中医学认为“肾为先天之本”，主人体的生长发育。小儿的健康成长，全赖肾气旺盛。且肾藏精，精生髓，髓充骨而又上通于脑，精足则令人智慧聪明。若肾虚则生长发育会受到影响，甚至出现“五迟”（齿迟、语迟、发迟、立迟、行迟）和“五软”（项软、口软、手软、足软、肌软）。小儿生长发育较快，肾精易不足，因此补肾和健脾一样是很重要的一环。健脾可充肾之精气，肾气又能助脾运化。补肾益智操就是依据“小儿肾常虚”的生理特点，具有补益肾元、令人聪明之功。

（1）摩囟门 64 次，或 8×8 拍。

（2）揉内劳宫左右各 64 次，或 8×8 拍。

（3）揉中脘 64 次，或 8×8 拍。

（4）揉丹田 64 次，或 8×8 拍。

（5）按揉三阴交左右各 64 次，或 8×8 拍。

（6）推擦涌泉各 64 次，或 8×8 拍。

（7）捏脊 5 遍，或 8×8 拍。

（8）擦八髎 64 次，或 8×8 拍。

参考文献

[1] 刘明军，邰先桃．小儿推拿学[M]．3 版．北京：中国中医药出版社，2021.
[2] 徐荣谦．小儿推拿护理大全[M]．北京：中国轻工业出版社，2020.
[3] 金义成．海派儿科推拿[M]．上海：上海科学技术出版社，2021.
[4] 井夫杰．小儿推拿临证精要[M]．北京：中国中医药出版社，2021.
[5] 熊磊，邰先桃．小儿推拿学[M]．北京：中国中医药出版社，2022.
[6] 孙帅，杜革术．基于“扶土抑木法”理论小儿推拿联合针刺治疗儿童抽动秽语综合征的临床观察[J]．中医药临床杂志，2020，32(9)：1749-1753.
[7] 马丽．小儿推拿治疗儿童注意缺陷多动障碍的效果探究[J]．中国实用医药，2021，16(7)：190-192.
[8] 祁嘉．从肝肺论治配合推拿治疗小儿抽动症体会[J]．内蒙古中医药，2018，11(11)：55-56.
[9] 廖品东．小儿推拿学[M]．北京：人民卫生出版社，2012.
[10] 刘明军，王金贵．小儿推拿学[M]．北京：中国中医药出版社，2012.
[11] 岳涵，王毓岩，王敬一，等．基于中医传承辅助平台研究小儿遗尿的推拿选穴规律[J]．中医外治杂志，2021，30(6)：87-91.
[12] 马兰．小儿推拿结合心理干预治疗小儿遗尿验案 1 则[J]．中国民间疗法，2019，27(11)：97-98.
[13] 邱梦莹，于娟．小儿推拿治疗遗尿病案两则[J]．世界最新医学信息文摘，2019，19(92)：283.
[14] 宋石龙，薛明新，陈莹，等．薛明新教授辨证推拿治疗小儿遗尿症经验[J]．世界中医药，2019，14(9)：4.
[15] 赵霞，李新民．中医儿科学[M]．5 版，北京：中国中医药出版社，2022.

附录一　参考歌赋选

小儿无患歌

孩童常体貌，情态自殊然。鼻内干无涕，喉中绝没涎。
头如青黛染，唇似点朱鲜。脸芳花映竹，颊绽水浮莲。
喜引方才笑，非时手不掀。纵哭无多哭，虽眠未久眠。
意同波浪静，性若镜中天。此候俱安吉，何愁疾病缠。

摘录于《小儿推拿方脉活婴秘旨全书》

论色歌

眼内赤者心实热，淡红色者虚之说。
青者肝热浅淡虚，黄者脾热无他说。
白面混者肺热侵，目无精光肾虚决。

摘录于《小儿按摩经》

面相五色歌

儿子人中青，多因果子生。色若人中紫，果食积为痞。
人中现黄色，宿乳蓄胃成。龙角青筋起，皆因四足惊。
若然虎角黑，水扑是其形。赤色印堂上，其惊必是人。
眉间赤黑紫，急救莫沉吟。红赤眉毛下，分明死不生。

摘录于《小儿按摩经》

面部五位歌

面上之症额为心，鼻为脾土是其真。
左腮为肝右为肺，承浆属肾居下唇。

摘录于《小儿按摩经》

面色图歌(辨小儿五色受病症)

面黄青者,痛也。
色红者,热也。
色黄者,脾气弱也。
色白者,寒也。
色黑者,肾气败也。
哭者,病在肝也。
汗者主心,笑者主脾而多痰,
啼者主肺有风,唾者主肾有亏。

摘录于《小儿按摩经》

认虚实二证歌

实　证

两腮红赤便坚秘,小便黄色赤不止。
上气喘急脉息多,当行冷药方可治。

虚　证

面光白色粪多青,腹虚胀大呕吐频。
眼珠青色微沉细,此为冷痰热堪行。

摘录于《针灸大成》

保婴赋

人禀天地,全而最灵。原无夭札,善养则存。
始生为幼,三四为小。七龆八龀,九童十稚。
惊痫疳癖,伤食中寒。汤剂为难,推拿较易。
以其手足,联络脏腑。内应外通,察识详备。
男左女右,为主看之。先辨形色,次观虚实。
认定标本,手法祛之。寒热温凉,取效指掌。
四十余穴,有阴有阳。十三手法,至微至妙。
审症欲明,认穴欲确。百治百灵,万不失一。

摘录于《小儿按摩经》

手法同异多寡宜忌辨明秘旨歌

小儿周身穴道，推拿左右相同。三关六腑要通融，上下男女变通。
脾土男左为补，女补右转为功。阴阳各别见天工，除此俱该同用。
急惊推拿宜泻，痰火一时相攻。自内而外莫从容，攻去痰火有用。
慢惊推拿须补，自外而内相从。一切补泻法皆同，男女关腑异弄。
法虽一定不易，变通总在人心。本缓标急重与轻，虚实参乎病症。
初生轻指点穴，二三用力方凭。五七十岁推渐深，医家次第神明。
一岁定须三百，二周六百何疑。月家赤子轻为之，寒火多寡再议。
年逾二八长大，推拿费力支持。七日十日病方离，虚诳医家难治。
禁用三关手法，足热二便难通。渴甚腮赤眼珠红，脉数气喘舌弄。
忌用六腑手法，泻青面皖白容。脉微吐呕腹膨空，足冷眼青休用。
小儿可下病症，实热面赤眼红。腹膨胁满积难通，浮肿痄腮疼痛。
小便赤黄壮热，气喘食积宜攻。遍身疮疥血淋漓，腹硬肚痛合用。
不可下有数症，囟陷肢冷无神。不时自汗泄频频，气虚干呕难忍。
面白食不消化，虚疾潮热肠鸣。毛焦神困脉微沉，烦躁鼻塞咳甚。

摘录于《小儿按摩经》

用汤时宜秘旨歌

春夏汤宜薄荷，秋冬又用木香，
咳嗽痰吼加葱姜，麝尤通窍为良；
加油少许皮润，四六分做留余，
试病加减不难知，如此见功尤易。
四季俱用葱姜煎汤，加以油麝少许推之。

摘录于《小儿按摩经》

面部推拿次第歌

第一先推是坎宫，次推攒竹法相同。
太阳穴与耳背骨，三四全凭运动工。
还有非推非运法，掐来以爪代针锋。
承浆为五颊车六，听会太阳七八逢。
九至眉心均一掐，循循第十到人中。

再将两耳提三下，此是推拿不易功。

摘录于《推拿捷径》

推拿三字经

小婴儿，看印堂，五色纹，细心祥。

色红者，心肺恙，俱热证，清则良，清何处，心肺当，退六腑，即去恙。

色青者，肝风张，清则补，自无恙，平肝木，补肾脏。

色黑者，风肾寒，揉二马，清补良，列缺穴，亦相当。

色白者，肺有痰，揉二马，合阴阳，天河水，立愈恙。

色黄者，脾胃伤，若泻肚，推大肠，一穴愈，来往忙。

言五色，兼脾良，曲大指，补脾方，内推补，外泻详。

大便闭，外泻良，泻大肠，立去恙，兼补肾，愈无恙。

流清涕，风感伤，峰入洞，鼻孔强。

若洗皂，鼻两旁，向下推，和五脏，女不用，八卦良。

若泻痢，推大肠，食指侧，上节上，来回推，数万良。

牙疼者，骨髓伤，揉二马，补肾水，推二穴，数万良。

治伤寒，拿列缺，出大汗，立无恙。

受惊吓，拿此良，不醒事，亦此方。

或感冒，急慢恙，非此穴，不能良。

凡出汗，忌风扬，霍乱病，暑秋伤。

若上吐，清胃良，大指根，震艮连，黄白皮，真穴详。

凡吐者，俱此方，向外推，立愈恙。倘泻肚，仍大肠。

吐并泻，板门良，揉数万，立愈恙，进饮食，亦称良。

瘟疫者，肿脖项，上午重，六腑当，下午重，二马良，兼六腑，立消亡。

分男女，左右手，男六腑，女三关，此二穴，俱属凉，男女逆，左右详。

脱肛者，肺虚恙，补脾土，二马良，补肾水，推大肠，来回推，久去恙。

或痘疹，肿脖项，仍照上，午别恙。

诸疮肿，照此详，虚喘嗽，二马良，兼清肺，兼脾良。

小便闭，清膀胱。补肾水，清小肠，食指侧，推大肠，尤来回，轻重当。

倘生疮，辨阴阳，阴者补，阳清当。

紫陷阴，红高阳，虚歉者，先补强，诸疮症，兼清良。

疮初起，揉患上，左右旋，立消亡。

胸膈闷，八卦详，男女逆，左右手，运八卦，离宫轻。

痰壅喘，横纹上，左右揉，久去恙。

治歉症，并痨伤，歉弱者，气血伤。

辨此症，在衣裳，人着袷，伊着棉，亦咳嗽，名七伤，补要多，清少良。

人穿袷，他穿单，名五痨，肾水伤，分何脏，清补良，在学者，细心详。

眼翻者，上下僵，揉二马，捣天心，翻上者，捣下良，翻下者，捣上强，左捣右，右捣左。

阳池穴，头痛良，风头痛，峰入洞，左右旋，立无恙。

天河水，口生疮，遍身热，多推良。

中气风，男女逆，右六腑，男用良，左三关，女用强。

独穴疗，数三万，多穴推，约三万，尊此法，无不良。

遍身潮，分阴阳，拿列缺，汗出良。

五经穴，肚胀良。水入土，不化谷。

土入水，肝木旺。小腹寒，外劳宫，左右旋，久揉良。

嘴唇裂，脾火伤，眼泡肿，脾胃恙，清补脾，俱去恙，向内补，向外清，来回推，清补双。

天门口，顺气血，五指节，惊吓伤，不计次，揉必良。

腹痞积，时摄良，一百日，即无恙。

上有火，下有寒，外劳宫，下寒良。

六腑穴，去火良，左三关，去寒恙，右六腑，亦去恙。

虚补母，实泻子，曰五行，生克当。

生我母，我生子，穴不误，治无恙。

古推书，身首足，执治婴，无老方，皆气血，何两样，数多寡，轻重当。

吾载穴，不相商，少老女，无不当。

遵古推，男女分，俱左手，男女同，余尝试，并去恙。

凡学者，意会方，加减推，身歉壮，病新久，细思详，推应症，无苦恙。

《推拿三字经》

附录二　儿童常用穴位图

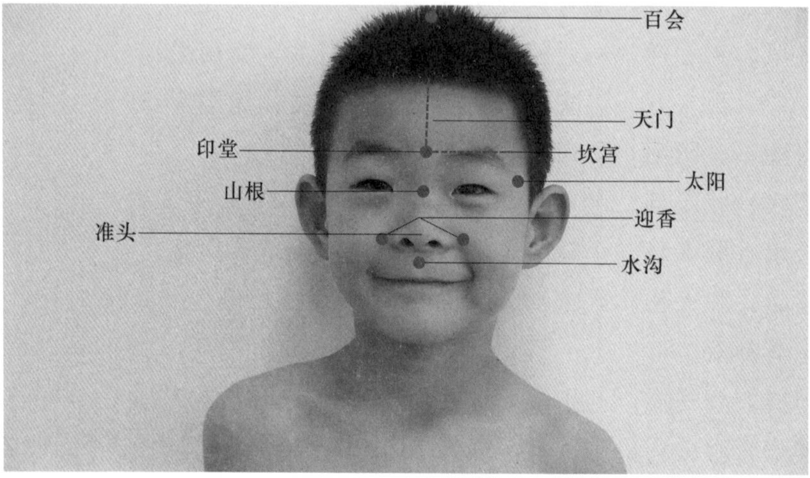

头部 1

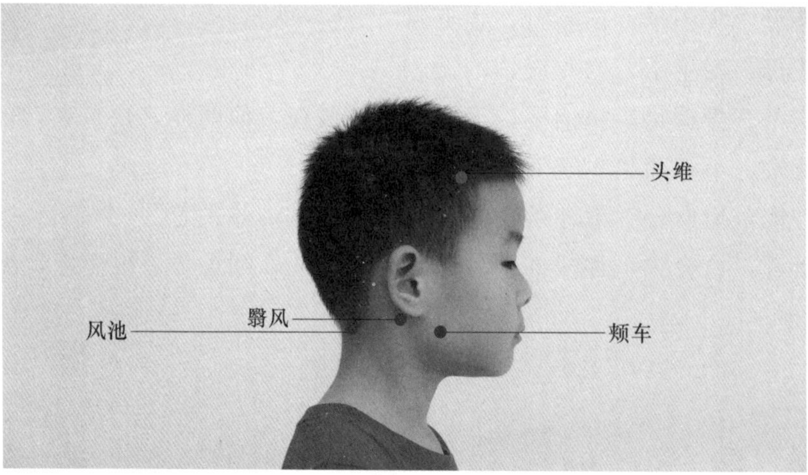

头部 2

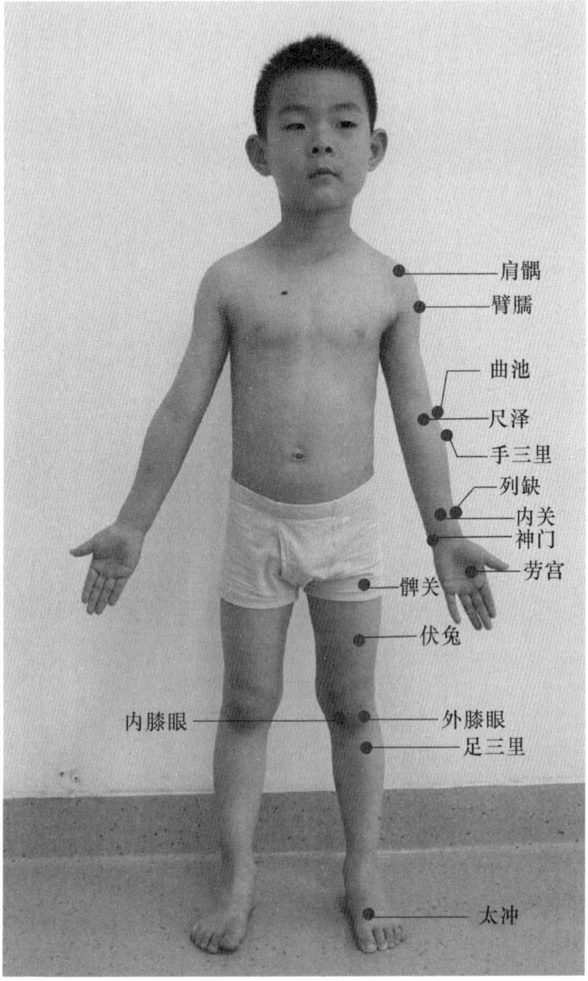

正面

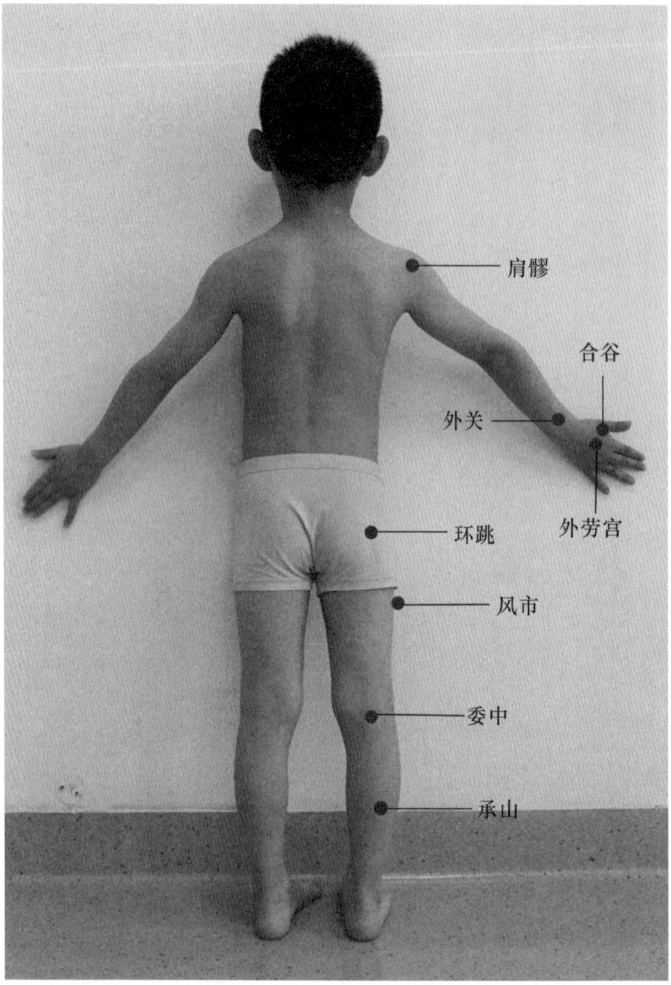

背面